101
USOS INCREÏBLES
del
GINGEBRE

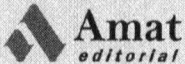
Amat editorial

Amat Editorial és un segell editorial especialitzat en la publicació de temes que ajuden a fer que la teva vida sigui cada dia millor. Amb més de 400 títols en catàleg, ofereix respostes i solucions a les temàtiques:

- Educació i família.
- Alimentació i nutrició.
- Salut i benestar.
- Desenvolupament i superació personal.
- Amor i parella.
- Esport, fitness i temps lliure.
- Ment, cos i esperit.

E-books:
Tots els títols disponibles en format digital són a totes les plataformes del món de distribució d'e-books.

Per estar informat:
Uniu-vos al grup de persones interessades a rebre, de forma totalment gratuïta, informació periòdica, *newsletters* de les nostres publicacions i novetats a través del QR:

On seguir-nos:

 | @amateditorial

   | Amat Editorial

El nostre servei d'atenció al client:
Telèfon: **+34 934 109 793**
E-mail: **info@profiteditorial.com**

SUSAN BRANSON

101

USOS INCREÏBLES

del

GINGEBRE

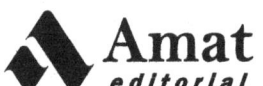

Aquest llibre ha estat publicat en llengua anglesa per Familius amb el títol de *101 amazing uses for ginger*, de Susan Branson.

© Susan Branson, 2025
© Profit Editorial I., S.L., 2025
  Amat Editorial és un segell de Profit Editorial I., S.L.
  Travessera de Gràcia, 18-20, 6.º 2.ª. 08021 Barcelona

Disseny de coberta: Jordi Xicart
Maquetació: typorvila.com

ISBN: 978-84-19870-84-1
Dipòsit legal: B 15631-2025
Primera edició: Octubre del 2025
Traducció, adaptació i revisió a càrrec de l'Equip editorial d'Amat

Impressió: Gráficas Rey
Imprès a Espanya – *Printed in Spain*

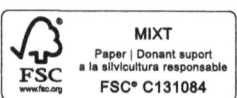

MIXT
Paper | Donant suport
a la silvicultura responsable
FSC® C131084

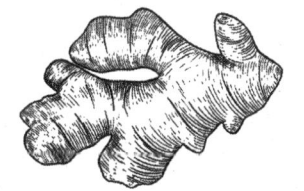

ÍNDEX

INTRODUCCIÓ
QUÈ ÉS AQUESTA ARREL NUOSA?

—

La majoria coneix el gingebre com l'element en pols de color groguenc de la secció d'espècies del supermercat. És de la mateixa família que la cúrcuma i el cardamom, altres espècies igualment conegudes. En fresc, té una pell entre beix i marró que recobreix unes projeccions nuoses en forma de dits. Aquestes projeccions s'anomenen rizomes: els talls horitzontals que es troben sota terra i dels quals creixen tant la tija dreta com les arrels de la planta. Sota aquesta pell hi ha la polpa, de color ivori a groc, i molt aromàtica. En tallar-la, una intensa olor de llimona i acre inunda l'aire.

L'arrel de gingebre es troba en botigues de tot el món, però és originària dels climes més càlids d'Àsia —sobretot de l'Índia i la Xina—, tot i que actualment es cultiva a Austràlia, el Brasil, Jamaica, l'Àfrica occidental i algunes zones dels Estats Units. És una planta perenne, per la qual cosa brota cada any. Té fulles llargues i estretes de color verd i flors de color verd i porpra que s'assemblen una mica a les orquídies.

El rizoma del gingebre conté més de cent quinze components químics, dels quals almenys catorze són bioactius.

Els principals grups de compostos bioactius es denominen gingerols i shogaols, i la quantitat de cadascun d'ells depèn d'on s'hagi cultivat el gingebre, del procés al qual se sotmeti i de la forma final: fresc, sec o processat.

Els gingerols en particular són els que li donen el seu sabor picant, i es creu que són responsables de la majoria dels beneficis farmacològics, que és la raó per la qual el gingebre pot tenir un impacte tan variat i significatiu en el nostre cos. El gingebre es metabolitza i s'absorbeix fàcilment després d'ingerir-lo,[1] cosa que significa que es descompon en els seus elements químics perquè el nostre organisme pugui aprofitar-los. No és estrany, per tant, que alguns dels seus beneficis terapèutics siguin tan variats. Entre les seves propietats més destacades hi ha les antiinflamatòries, antioxidants, antiemètiques (contra les nàusees), analgèsiques (combat el dolor), antipirètiques (disminueix la febre), antitussígenes (elimina la tos) i antibiòtiques. Aquest llibre mostra com utilitzar el gingebre per tractar una àmplia varietat d'afeccions, des de refredats fins a càncer, i com emprar-lo eficaçment en tractaments de bellesa naturals.

D'ON PROCEDEIX?

Des de fa cinc mil anys, el gingebre ha resistit el pas del temps. Els nostres avantpassats ja el feien servir, i amb motiu. Originaris de les precioses selves del sud d'Àsia, es creu que els pobles de l'Índia i la Xina van ser els primers a utilitzar-lo per tractar les seves afeccions i per donar gust als seus menjars i begudes. Els documents xinesos indiquen que els qui cultivaven importants extensions de gingebre gaudien d'una gran riquesa; probablement també l'utilitzaven en el comerç. El mateix Confuci era un gran amant del gingebre i es diu que mai en faltava als seus àpats.

Els comerciants àrabs van portar el gingebre de l'Índia a l'antiga Roma fa més de dos mil anys, i els romans el van utilitzar àmpliament per les seves propietats medicinals fins a la caiguda d'aquesta civilització. Dioscòrides Pedaci, un metge grec que viatjava per tot l'imperi Romà, recollia herbes medicinals allà per on es desplaçava i anotava les seves troballes, notes que més tard va convertir en *De materia medica*, un vast llibre de referència sobre les propietats medicinals de més de mil herbes. Va escriure que el gingebre «és molt bo amb la carn en salses, o fins i tot confitat: té virtuts calòriques i afavoreix la bona digestió; és moderadament emol·lient per al ventre i beneficiós per a l'estómac, i és eficaç també contra la mala visió; les seves virtuts s'assemblen d'alguna manera a les del pebre».[2] Sens dubte, el gingebre s'utilitza com una ajuda digestiva, per donar sabor i per les seves propietats calòriques. Els grecs apreciaven tant el gingebre que el barrejaven amb els seus pans per crear els primers pans de gingebre.

Malauradament, amb la caiguda de Roma, el gingebre es va perdre a Europa fins al segle XI. Un cop reintroduït, va guanyar popularitat ràpidament, només superat pel pebre negre a partir del segle XIV. Era tan cobejat que va arribar a encarir-se molt. Es pagava per prop de mig quilo de gingebre el que valia una ovella. La reina Isabel I d'Anglaterra era especialment aficionada al gingebre en conserva i l'utilitzava en l'elaboració de dolços. A ella, se li atribueix la invenció de l'home de gingebre, una galeta molt popular entre els nens d'avui. Cap al final de l'edat mitjana, i amb la gran difusió dels viatges de descoberta, el gingebre va arribar al Nou Món amb els conqueridors espanyols, i es va estendre per la resta del món amb els exploradors i viatgers de l'Europa occidental. Aviat, tothom va començar a gaudir d'aquesta magnífica planta.

QUINA ÉS LA MILLOR MANERA DE COMPRAR I CONSERVAR EL GINGEBRE?

—

El gingebre fresc és fàcil de trobar a la secció de fruites i verdures de gairebé tots els supermercats. En aquest format conté les quantitats més elevades del component actiu gingerol, que li confereix un sabor més apreciat respecte d'altres formes. El gingebre jove, o de primavera, es cull quan la planta encara té cinc mesos i no és madura. La pell és fina i comestible, els rizomes, tendres, i el sabor, suau. Té les puntes rosades i és més clar que el gingebre madur. Per la seva banda, el gingebre madur es recol·lecta uns mesos més tard i té una pell més dura, que s'ha de pelar amb cura abans de consumir-lo. La pell és llisa i ferma, amb una lleugera brillantor. Per aconseguir un sabor més picant, aquest és el format adequat. Però cal tenir cura de no comprar-lo massa vell. El gingebre fresc perd humitat i es torna llenyós i fibrós a mesura que envelleix. Evita el gingebre arrugat o moix, que són indicis de deteriorament. El gingebre fresc aguanta sense pelar a la nevera durant tres setmanes o, al congelador, durant sis mesos, i fins i tot una mica més.

El gingebre en pols és el rizoma sec molt. Es troba a la secció d'espècies del supermercat. El gingebre confitat s'obté en coure'l en xarop de sucre, assecar-lo a l'aire i arrebossar-lo amb sucre. Tant el gingebre en pols com el confitat s'han de conservar en un recipient hermèticament tancat en un lloc fresc, fosc i sec —com el rebost— durant un màxim de dos anys, tot i que la seva potència pot començar a disminuir al cap de sis mesos.

El gingebre confitat és gingebre en rodanxes conservat en vinagre dolç i pren un color vermellós o rosa brillant. Abans només es trobava als mercats asiàtics, però avui dia és fàcil trobar-lo en moltes botigues d'alimentació. Es conserva a la nevera, en el seu envàs, durant dos o tres mesos.

El gingebre en conserva procedeix d'arrels joves fresques pelades, tallades en rodanxes i cuites en una barreja de sucre i sal. Es pot trobar en mercats asiàtics i especialitzats. També es conserva al rebost fins a dos anys.

Finalment, les arrels seques són exactament com sonen: gingebre sencer o en rodanxes assecat al sol, al forn o en un deshidratador. Les pots conservar en un recipient hermètic al rebost fins a dos anys.

QUINA ÉS LA MILLOR MANERA DE PREPARAR I UTILITZAR EL GINGEBRE?

El gingebre fresc de primavera no necessita pelar-se, mentre que el gingebre fresc madur sí, amb un ganivet o pelador de verdures. A continuació, es pot tallar en rodanxes, a la juliana, ratllar-se, picar-se o fer-ne puré. Hi ha una abundant varietat de plats que requereixen l'ús de gingebre per afegir-hi sabor i un toc especiat. El gingebre en pols o molt s'utilitza de manera molt semblant al fresc, encara que en quantitats diferents. Una cullerada sopera de gingebre fresc pot substituir aproximadament una sisena part d'una culleradeta de gingebre molt. Tot i que es poden fer servir indistintament en les receptes, el gingebre fresc sol quedar millor en plats salats, com saltats i sopes. Per la seva banda, el molt funciona millor en productes fornejats, com el pa de gingebre i el pastís de carbassa, o en begudes especiades, com el te de gingebre i el gínger (*ginger ale*). El gingebre s'utilitza en begudes especiades des de fa molt de temps. Al segle XIX, els pubs anglesos servien gingebre als seus clients perquè l'aboquessin a la cervesa.

El gingebre confitat no s'utilitza com a espècie en el menjar, sinó per afegir dolçor i sabor. És habitual trobar-lo al *chutney*, en conserves, dolços i glacejats. El gingebre en conserva també és més dolç i se sol afegir a les postres. Per la seva banda, el gingebre es consumeix només per refrescar la boca o com a acompanyament del sushi i el sashimi, per netejar el paladar entre peça i peça.

Al mercat hi ha suplements de gingebre que s'anuncien com a productes naturals per a la salut: per a les nàusees, la digestió, calmar l'ansietat i millorar la salut sexual i cardiovascular i el benestar emocional i físic.

Abunden els productes de bellesa amb el gingebre com a ingredient. Tot i que se sol utilitzar com a fragància en sabons i cosmètics, el veritable interès rau en els efectes que té per aconseguir uns cabells exuberants i brillants, unes ungles suaus i fortes i una pell tonificada i amb molt bon llustre.

QUANT N'HAIG DE PRENDRE?

La quantitat de gingebre que s'ha de consumir depèn de si la persona és un adult o un infant. En la majoria dels estudis sobre el gingebre s'han administrat des de 120 mil·ligrams (un pessic) fins a 3 grams (una mica menys de dues culleradetes) al dia. La recomanació general és no consumir-ne més de 4 grams (una mica més de dues culleradetes) diaris. És important recordar que tot el que ingerim té un efecte i, quan es tracta d'utilitzar els aliments amb finalitats terapèutiques, el millor és recórrer a la dosi efectiva més baixa.

Els nens menors de dos anys no han de prendre gingebre. Els nens a partir d'aquesta edat i adolescents poden prendre entre 1 i 2 grams de gingebre (entre mitja culleradeta i una) al dia per combatre les nàusees, el dolor d'estómac i els mals de cap. La dosi depèn del pes corporal, així que demana consell al teu metge per calcular la correcta. Les dones embarassades també han d'anar al seu metge abans de prendre'n. Es creu que és segur per al nadó en desenvolupament, però cal tenir en compte les afeccions mèdiques i les interaccions amb altres medicaments.

ÉS SEGUR PRENDRE GINGEBRE?

Les principals autoritats sanitàries consideren el gingebre un additiu alimentari segur. La majoria de la gent tolera dosis inferiors a 5 grams (una mica menys de tres culleradetes) al dia, però més d'aquesta quantitat pot causar mal d'estómac, acidesa, diarrea, somnolència o dolor a la boca i la gola. Si entra en contacte amb la pell, sobretot en forma d'oli essencial concentrat, pot provocar erupció.

Si es prenen medicaments, el gingebre podria interferir en el seu funcionament. Cada individu és únic, per la qual cosa poden produir-se reaccions inesperades en qualsevol persona. Els anticoagulants i antiagregants plaquetaris presos amb altes quantitats de gingebre podrien augmentar el risc d'hemorràgies. Amb els medicaments per a la diabetis pot provocar baixades de sucre. Els antagonistes del calci que es prenen per reduir la tensió arterial poden tenir un efecte additiu amb el gingebre i fer que la tensió baixi massa. Com sempre, consulta amb el teu metge abans de començar a prendre un nou suplement i determina si hi ha algun possible problema amb els medicaments que ja estiguis prenent.

CAPÍTOL 1

PER ALS QUE TENEN CURA DEL QUE MENGEN

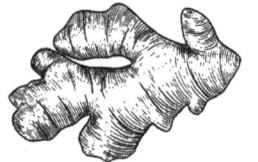

COM A REFORÇ NUTRICIONAL: VITAMINES

El gingebre és una bona font de vitamines essencials. Es consumeixen quantitats relativament petites de gingebre en comparació amb altres aliments, siguin carns, cereals integrals o verdures. Per això, la quantitat de vitamines que s'obté a través del gingebre és petita, però significativa. Les vitamines B1, B3, B6, C, E i el folat, presents en el gingebre, tenen cadascuna la seva pròpia funció: ajuden l'organisme en el creixement, la digestió, l'eliminació de residus i altres aspectes de la salut en general. A excepció de les vitamines que el nostre cos crea per si mateix (per exemple, algunes vitamines del grup B, la vitamina K, etc.), la majoria només es poden obtenir a través dels aliments.

El gingebre conté vitamines hidrosolubles i liposolubles. Les hidrosolubles són principalment les vitamines B i C. Com el seu nom indica, es dissolen en aigua. No s'emmagatzemen en l'organisme i, un cop ingerides, només tenen unes hores per actuar abans de ser eliminades. És molt important consumir vitamina B i C cada dia. Totes les altres són liposolubles i s'emmagatzemen en els teixits grassos de l'organisme. Aquestes vitamines es poden mobilitzar quan sigui necessari. Com que hi ha un subministrament llest (suposant una ingesta nutricional adequada), el cos pot passar períodes més llargs sense haver d'obtenir-les de la dieta. El gingebre consumit com a part d'una dieta rica en nutrients ajuda a proporcionar aquestes vitamines en quantitats suficients per exercir les funcions que es descriuen a continuació.

1. ÀCID FÒLIC
—

Tot i que l'àcid fòlic és una vitamina hidrosoluble, es pot emmagatzemar al fetge fins a nou mesos. S'utilitza en la producció de glòbuls vermells i és important per prevenir l'anèmia. I no només és essencial per als glòbuls vermells, també és necessari per al creixement i la reproducció de totes les altres cèl·lules. Per això és essencial que les dones embarassades o que intenten quedar-s'hi prenguin suplements d'àcid fòlic. Garanteix un subministrament immediat durant el desenvolupament fetal, quan es produeix una ràpida multiplicació cel·lular. Pel que fa al creixement del nadó, l'àcid fòlic exerceix un paper crucial en el desenvolupament del sistema nerviós i pot prevenir defectes del tub neural.

Igualment vital és el seu paper en la reducció de l'ateroesclerosi, l'enfortiment de la immunitat i la lluita contra la depressió i l'ansietat. La mancança d'àcid fòlic pot provocar sagnat de les genives, pal·lidesa, diarrea, insomni, irritabilitat i fatiga.

2. VITAMINA B1
—

També coneguda com a tiamina, aquesta vitamina és necessària per a la circulació, contribueix a la formació de la sang i evita l'acumulació de dipòsits grassos a les parets arterials. També intervé en la formació de la beina de mielina, que és la coberta que envolta alguns nervis, essencial perquè s'activin correctament. Si hi ha un nivell insuficient de vitamina B1, els nervis són més sensibles a la inflamació.

La nostra digestió també se'n ressent quan no tenim prou B1. La tiamina és necessària per a la formació de l'àcid clorhídric, la substància que descompon els aliments. Ajuda a mantenir un to muscular adequat a l'estómac i els intestins. Això facilita que es moguin els aliments a través del sistema digestiu. Està demostrat que una mancança de vitamina B1 pot provocar trastorns gastrointestinals, arrítmia cardíaca, pèrdua de certa resposta del teixit nerviós, depressió i fatiga.

3. VITAMINA B3

Aquesta vitamina té diversos noms, però es coneix sobretot com a niacina. Intervé en més de cinquanta reaccions metabòliques de l'organisme i és essencial en la descomposició d'hidrats de carboni, greixos i proteïnes. Igual que la vitamina B1, la niacina és necessària per a la producció de l'àcid clorhídric a l'estómac. A més, ajuda el sistema digestiu a segregar la bilis i els fluids estomacals. La niacina també intervé en el sistema cardiovascular estimulant la circulació i reduint els nivells de colesterol. És molt important per mantenir sa el sistema nerviós i una correcta funció cerebral; també s'ha utilitzat per tractar problemes neurològics. Una mancança de vitamina B3 pot provocar confusió mental, trastorns cutanis, pèrdua de gana, fatiga i problemes bucals, com aftes, mal a la llengua i inflamació de la boca.

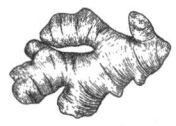

4. VITAMINA B6

La vitamina B6 o piridoxina s'absorbeix fàcilment en l'intestí prim i participa en més funcions corporals que gairebé qualsevol altre nutrient. Una de les principals és ajudar a mantenir l'equilibri de sodi i potassi en l'organisme, necessari per al correcte funcionament elèctric del cor, els nervis i el sistema musculoesquelètic. Ajuda a equilibrar els líquids, per la qual cosa és important per als qui pateixen retenció de líquids. Igual que les altres vitamines B esmentades, la piridoxina és necessària per a la producció de l'àcid clorhídric a l'estómac. No obstant això, la piridoxina no només és important en la descomposició dels aliments, sinó també en l'absorció de greixos i proteïnes. Aquesta vitamina exerceix un paper preventiu respecte de les malalties cardíaques, la immunitat contra el càncer i la depressió. Una mancança de vitamina B6 pot provocar insomni, irritabilitat, anèmia, acne i nàusees matutines en les dones embarassades.

5. VITAMINA C

La vitamina C apareix sovint en els productes cosmètics. No és estrany, ja que una de les seves funcions més importants és la formació i el manteniment del col·lagen. El collagen dona suport i estructura al cos. És un dels principals components de la pell, els cabells i les ungles, i, a mesura que el perdem, apareixen els signes de l'envelliment. El col·lagen afavoreix els processos de curació de l'organisme i accelera la cicatrització de les ferides després de lesions o intervencions quirúrgiques.

La vitamina C també protegeix l'organisme dels processos degeneratius gràcies a la seva funció antioxidant. Estimula el sistema immunitari i pot ajudar a prevenir i tractar determinades infeccions i malalties. Algunes influències externes que causen inflamació, com les infeccions víriques, bacterianes i fúngiques, poden tractar-se amb vitamina C. Com moltes altres vitamines, també exerceix un paper en la prevenció de malalties cardíaques en reduir la formació de placa a les parets arterials i els conseqüents coàguls sanguinis. El sagnat de les genives, la cicatrització lenta de les ferides, les infeccions del tracte urinari, la debilitat general, una caiguda excessiva dels cabells i el mal d'ossos i d'articulacions poden indicar una mancança de vitamina C.

6. VITAMINA E

Són vuit els compostos antioxidants coneguts sota el nom de vitamina E. Com a antioxidant, aquesta vitamina ajuda a combatre el dany que els radicals lliures produeixen en els teixits a causa de la contaminació, l'exposició a substàncies químiques i els aliments processats. Els teixits més sensibles a l'oxidació dels radicals lliures són els de la pell, el fetge, els pits, els testicles i els ulls.

Aquesta vitamina és molt important per prevenir les malalties cardíaques. Disminueix la coagulació de la sang i augmenta els nivells de colesterol «bo». Ingerida o usada de forma tòpica, la vitamina E s'utilitza habitualment per tractar la pell seca, ajudar a la cicatrització de cremades o abrasions, o fins i tot a dissimular cicatrius. La seva mancança pot provocar malalties cardíaques, envelliment prematur, diarrea, irritabilitat o debilitat.

COM A REFORÇ NUTRICIONAL: MINERALS

Els minerals constitueixen aproximadament el 5% del nostre pes corporal i són presents sobretot en l'esquelet. El gingebre conté els macrominerals potassi, magnesi, fòsfor i calci, i els microminerals ferro i zinc. Són essencials per a l'obtenció d'energia, la formació de la sang i els ossos, la regulació del to muscular i el manteniment de la funció nerviosa. Els macrominerals es necessiten en quantitats més grans que els microminerals, però tots són igualment vitals per gaudir d'una bona salut. Són tan importants que, sense ells, les vitamines no poden exercir correctament la seva funció. L'única manera d'obtenir minerals és de la terra, a través de la ingesta d'aliments i aigua. El gingebre pot consumir-se amb una varietat d'altres aliments que garanteixen que el cos tingui nivells prou alts de minerals per dur a terme les seves funcions, com s'indica a continuació.

7. CALCI

El calci és el mineral més abundant en el nostre organisme. Se'l coneix sobretot pel seu paper en el desenvolupament i manteniment d'unes dents i ossos sans. A mesura que la gent envelleix, sobretot les dones, és molt important assegurar una ingesta adequada de calci per prevenir l'osteoporosi. Exerceix un paper important en el sistema cardiovascular, ja que ajuda a mantenir un ritme cardíac regular, redueix el colesterol, contribueix a l'adequada coagulació de la sang i pot reduir la tensió arterial. També se sap que el calci ajuda a prevenir el càncer i és útil per mantenir l'aspecte saludable de la pell. Uns nivells inadequats de calci poden provocar osteoporosi, ungles trencadisses, arrítmia cardíaca, rampes musculars i insomni.

8. FERRO

El ferro intervé principalment en la formació de l'hemoglobina, una molècula essencial que transporta oxigen a través dels glòbuls vermells a tots els teixits del cos. Sense aquest oxigen, els teixits no podrien sobreviure. De la mateixa manera, el ferro és un component clau de la mioglobina, que també reté oxigen i el transporta als músculs esquelètics i al cor. Una quantitat suficient d'aquestes molècules proporciona l'energia necessària per al rendiment muscular. Per desgràcia, el ferro sol ser deficient en la dieta. Els símptomes són variats: sensació de falta d'energia, parpelles inferiors pàl·lides, marejos, taquicàrdia, desig de mastegar gel i curvatura excessiva de les ungles.

9. FÒSFOR

La major part del fòsfor es diposita als ossos, una petita part a les dents i la resta, a altres cèl·lules de l'organisme. Intervé en la formació d'ossos i dents, el creixement cel·lular, la coagulació de la sang i la funció renal. És important tenir prou fòsfor perquè les contraccions del cor siguin regulars i prou intenses. Un excés de fòsfor, però, pot competir amb el calci per l'absorció als intestins i causar un desequilibri en la seva proporció respecte a aquest últim. Si hi ha menys calci disponible, es poden produir problemes de salut òssia.

Una altra funció important del fòsfor és la correcta obtenció d'energia dels aliments. La seva mancança pot causar fatiga, dolors ossis, respiració irregular, entumiment, tremolors i ansietat. La dieta occidental sol aportar massa fòsfor, per la qual cosa la mancança és poc freqüent.

10. MAGNESI

Considerat el mineral «antiestrès», el magnesi és un tranquil·litzant natural que relaxa els músculs esquelètics i la musculatura llisa dels vasos sanguinis i el tracte gastrointestinal. És important per al sistema cardiovascular perquè prevé infarts, redueix el colesterol sanguini i combat la hipertensió. Les investigacions demostren que el magnesi també ajuda a prevenir l'osteoporosi i certes formes de càncer i a alleujar els símptomes de la síndrome premenstrual. Experimentar espasmes musculars, càlculs biliars, batecs irregulars o una olor corporal excessiva pot indicar una mancança de magnesi.

11. POTASSI

Una de les principals funcions del potassi és formar part de la bomba sodi-potassi de l'organisme, la qual regula l'equilibri hídric i l'equilibri àcid-base a la sang i els teixits. La seva importància rau en el ritme cardíac i ajuda a generar contraccions musculars. Un efecte directe d'aquestes funcions és el control de la pressió arterial. Per als qui pateixen hipertensió, augmentar la ingesta de potassi en lloc de disminuir la de sodi és, en realitat, una millor manera de reduir-la. Els signes de deficiència de potassi inclouen hipertensió arterial, arrítmia, fatiga muscular, inflamació dels turmells i set constant.

12. ZINC

Aquest mineral mereix atenció perquè exerceix moltes funcions essencials en l'organisme. Forma col·lagen per mantenir la pell flexible i suau. El col·lagen es deteriora amb l'edat i tendeix a descompondre's més ràpidament en les dones que en els homes. Se sap que el zinc ajuda en els refredats i les infeccions, accelera la cicatrització de les ferides i prevé l'acne. En els homes, és crucial per al funcionament de la pròstata. La falta de zinc a les terres de cultiu i pel processament dels aliments causa una deficiència d'aquest mineral en moltes persones. Les taques blanques a les ungles, l'acne, les infeccions freqüents, la cicatrització lenta de les ferides, la pèrdua de vigor dels cabells, les estries vermelles o la pèrdua del sentit de l'olfacte o del gust poden indicar nivells baixos de zinc.

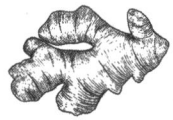

COM A REFORÇ NUTRICIONAL: NOTES DE SABOR

13. CONDIMENTA-HO!

Hi ha alguna cosa en les temperatures fredes i els dies cada vegada més curts de la tardor que fa que molta gent recorri al menjar contundent. Tal vegada és per combatre el fred de l'imminent hivern o perquè així la gent té alguna cosa amb què entretenir-se mentre és a casa. Sigui quina sigui la raó, agafar els aliments tradicionals favorits i condimentar-los una mica t'injectarà un agradable canvi de ritme. El gingebre té una olor fantàstica i penetrant que recorda la llimona i el pebre, i que s'ha descrit com a picant, àcid i especiat. És una planta estimulant que millora la circulació sanguínia. El gingebre escalfa el cos i produeix una sensació de calma. Afegir gingebre als plats pot donar-los un toc ben diferent. Combina bé amb verdures (carbassa, pastanagues, coliflor i col), herbes (alfàbrega, herba llimona i menta), carns (pollastre i vedella), marisc i altres ingredients, com la mel, la nata i la salsa de soja. En realitat, és una qüestió de posar-hi imaginació i, per descomptat, d'anar tastant diferents maridatges fins a trobar els més saborosos.

Prova de barrejar gingebre amb salsa de soja i posa-ho en un saltat de vedella i bròquil o en una amanida amb all, oli d'oliva verge extra i llimona. El gingebre afegirà sabor al pastís de pastanaga i un toc especiat a una sopa de moniato i coliflor. Prova aquesta recepta amb gingebre fresc picat:

SALTAT DE VERDURES AMB GINGEBRE

(allrecipes.com)

- 1 cullerada de farina de blat de moro
- 1 gra i mig d'all matxucat
- 2 culleradetes d'arrel de gingebre fresc picat
- ¼ de got d'oli vegetal
- 1 bròquil petit, tallat a ramells
- ½ got de tirabecs
- ¾ de got de pastanagues a la juliana
- ½ got de mongetes verdes partides per la meitat
- 2 cullerades de salsa de soja
- 2 cullerades i mitja d'aigua
- ¼ de got de ceba picada
- ½ cullerada de sal

1. En un bol gran, barreja la farina de blat de moro, l'all, 1 culleradeta del gingebre i 2 cullerades d'oli vegetal fins que es dissolgui la farina. Afegeix-hi el bròquil, els tirabecs, les pastanagues i les mongetes verdes, removent perquè es barregi tot bé.
2. Escalfa les 2 cullerades restants d'oli vegetal en una paella gran o en un wok a foc mitjà. Cuina les verdures en l'oli durant 2 minuts, removent constantment per evitar que es cremin. Afegeix-hi la salsa de soja i l'aigua; després, la ceba, la sal i el gingebre restant. Cuina fins que les verdures estiguin tendres però encara cruixents.

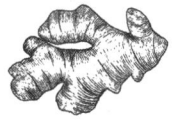

14. GINGEBRE CONFITAT PER NETEJAR EL PALADAR

—

Durant les festes, quan es menja un plat deliciós rere un altre, o en un banquet de casament en el qual se serveixen sis plats, és aconsellable netejar el paladar entre plat i plat per gaudir dels sabors de tots els aliments sense que es barregin entre si. El gingebre confitat s'utilitza sovint per netejar la boca i és un acompanyament habitual del sushi i el sashimi. Es menja entre peça i peça per preparar els sentits de cara al següent mos. El millor gingebre confitat procedeix del gingebre jove fresc marinat en vinagre i sucre. És l'àcid del vinagre el que actua amb el gingebre per neutralitzar els sabors que competeixen a la boca. El gingebre jove aporta un sabor més tendre i dolç que el més madur. És fàcil de preparar a casa:

GINGEBRE CONFITAT CASOLÀ (*GARI*)
(allrecipes.com)
- 250 g d'arrel de gingebre jove fresc pelat
- 1 culleradeta i mitja de sal marina
- 1 got de vinagre d'arròs
- ⅓ de got de sucre blanc

1. Talla el gingebre en trossos grans i col·loca'ls en un bol. Afegeix la sal marina, barreja-ho i deixa-ho reposar uns trenta minuts. Passa el gingebre a un pot net.
2. En un cassó, barreja el vinagre d'arròs i el sucre fins que aquest últim s'hagi dissolt. Fes que bulli i, a continuació, aboca el líquid sobre els trossos d'arrel de gingebre del pot.
3. Deixa que la barreja es refredi, tapa el pot i guarda'l a la nevera durant almenys una setmana. Veuràs que el líquid

canvia a un color lleugerament rosat al cap d'uns minuts. No t'alarmis: és la reacció del vinagre d'arròs —si és de qualitat— el que provoca el canvi. (Tingues en compte que alguns confitats de gingebre comercials tenen colorant vermell afegit.) Talla els trossos de gingebre en rodanxes molt fines abans de servir-lo.

15. GINGEBRE I XOCOLATA: UN MARIDATGE INSÒLIT

Si hi ha res més sublim que la xocolata, és la xocolata i el gingebre. Combinar el sabor amarg de la xocolata amb el picant del gingebre crea una experiència sensorial inigualable. Per als que els agrada una mica de dolçor, el gingebre confitat satisfarà l'antull. Tasta aquest pastís de xocolata i gingebre:

PASTÍS DE XOCOLATA DOLÇA I PICANT
(allrecipes.com)
- 1 got i ⅓ de farina
- ⅓ de got de cacau en pols sense sucre
- ½ culleradeta de llevat químic en pols
- 1 got d'albercocs secs picats
- 1 got d'aigua bullent
- 140 g de pasta d'ametlles
- ¾ de got de sucre blanc
- 4 ous
- 150 ml de llet sencera
- 85 g de xocolata amarga, picada
- ⅔ de got de gingebre confitat, finament picat
- ¾ de got de mantega sense sal, fosa

1. Preescalfa el forn a 175 °C. Unta i enfarina un motlle per a pa de 25 × 12 cm. Tamisa la farina, el cacau i el llevat.
2. Remulla els albercocs trossejats en aigua bullent durant un o dos minuts. Escorre'ls i eixuga'ls amb paper absorbent.
3. En un bol gran, barreja la pasta d'ametlles i el sucre amb una batedora elèctrica fins que la barreja tingui un aspecte sorrenc. Afegeix-hi els ous d'un en un i bat durant dos minuts després d'afegir cada ou. Continua batent durant uns deu minuts; la barreja ha de tenir un aspecte espès i cremós.
4. Afegeix-hi la llet i, a continuació, la barreja amb la farina. Barreja els ingredients sense batre massa. Incorpora els albercocs, la xocolata, el gingebre confitat i la mantega fosa. Aboca la massa al motlle.
5. Forneja-ho durant una hora o fins que estigui fet. Deixa-ho refredar deu minuts al motlle. Treu el pastís del motlle i col·loca'l sobre una reixeta perquè es refredi completament.

16. TE DE GINGEBRE PER ALS DIES FREDS D'HIVERN
—

Estar-se a l'aire lliure quan fa fred pot glaçar els ossos. El coll se'ns posa rígid, les espatlles ens fan mal, el nas ens degota i pot començar a fer-nos mal la gola. Una manera ràpida i eficaç de deslliurar el cos d'aquests símptomes és beure te de gingebre, que té un efecte reconfortant que activa la circulació i pot provocar la transpiració. És especialment útil durant la temporada de refredats i grips, ja que té propietats antivirals i antibacterianes que ajuden a combatre els temuts símptomes i a la recuperació. El te de gingebre pot utilitzar-se per millorar les digestions, calmar les nàusees i l'ansietat i alleujar el dolor.

S'utilitzava a principis del segle XX en els *tea dances* («festes del te»), propis del món anglosaxó. Se servia a les dames una infusió de gingebre, canyella, camamilla i rodanxes de taronja per a la circulació i, de passada, perquè es deixessin anar.

Es pot comprar te de gingebre a la majoria de les botigues d'alimentació o es pot preparar a casa.

TE DE GINGEBRE
- 1 culleradeta d'arrel de gingebre sense pelar
- Aigua bullent

1. Ratlla l'arrel de gingebre en una tassa. Aboca-hi aigua bullent i deixa-ho reposar durant dos minuts.
2. Cola la barreja o deixa que el gingebre es diposito en el fons.

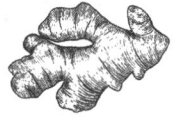

CAPÍTOL 2

PER ALS QUE ES CUIDEN

—

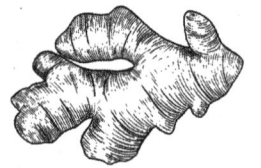

MALALTIES

17. AL·LÈRGIES

Poden aparèixer a la primavera, quan el pol·len inunda l'aire, a casa d'un amic, quan el seu gatet se't refrega contra la cama, o després de menjar un suculent dinar en una popular marisqueria. Les reaccions al·lèrgiques poden causar irritacions lleus, que es tradueixen en congestió nasal, ulls plorosos o mal de cap lleu, o ser tan greus que arriben a posar en perill la vida dels qui les pateixen. Ocorren quan el sistema immunitari reacciona davant d'una substància, ja sigui la que s'arremolina en l'aire, la que s'absorbeix a través de la pell o la que s'ingereix en menjar. Tot i que aquestes substàncies no causen problemes a la majoria de les persones, el sistema immunitari no les reconeix, si hi som al·lèrgics. Les considera invasores indesitjables i les ataca. Es produeixen anticossos específics per a cada al·lergogen que l'organisme identifica com a nociu. Cada vegada que una persona entra en contacte amb aquest al·lergogen, s'activa la resposta.

No hi ha cura per a les al·lèrgies, però hi ha molts medicaments de venda lliure i amb recepta que ajuden a alleujar-ne els símptomes. Entre aquests hi ha els antihistamínics, els descongestius i els corticoesteroides; poden provocar somnolència, hipertensió, insomni, irritabilitat, restricció del flux urinari, debilitat muscular, retenció de líquids i augment de pes. I aquests són només alguns dels efectes secundaris. De vegades és pitjor el remei que la malaltia.

Per a un enfocament més natural, prova el gingebre. El compost 6-gingerol inhibeix en gran manera les reaccions al·lèrgiques. Suprimeix els compostos implicats en la resposta al·lèrgica de l'organisme, amb la qual cosa prevé o alleuja els símptomes de la reacció. Així es va demostrar en un estudi amb l'administració oral d'una dieta amb un 2% de gingebre en ratolins amb febre del fenc induïda. La gravetat dels esternuts i la irritació nasal es van reduir significativament.[3] El gingebre es pot prendre cada dia sense cap dels efectes secundaris dels medicaments tradicionals contra l'al·lèrgia, a més d'evitar qualsevol reacció indesitjable i ajudar el consumidor a estalviar diners.

18. ALZHEIMER

La malaltia d'Alzheimer —una forma de demència— és un trastorn cerebral progressiu i irreversible. Pot començar amb una pèrdua de memòria i donar lloc al fet que la persona que la pateix deambuli i es perdi, repeteixi preguntes i pateixi alguns canvis de personalitat i comportament. A mesura que avança, la pèrdua de memòria i la confusió empitjoren i les persones poden tenir problemes per reconèixer amics i familiars, fer tasques que impliquin diversos passos o enfrontar-se a situacions noves. En l'última fase, el teixit cerebral es redueix considerablement i la comunicació es va deteriorant. Els malalts d'Alzheimer passen a dependre per complet de les cures d'altres persones i sovint queden postrats al llit. En la majoria de les persones que pateixen la malaltia, els símptomes comencen després d'haver complert els seixanta anys. L'aparició primerenca es pot deure a factors genètics, mentre que la tardana, a complexos canvis cerebrals que es produeixen al llarg de dècades. Els enfocaments terapèutics actuals animen els pacients a centrar-se en la funció mental i controlar els símptomes conductuals. S'han aprovat diversos medicaments per al tractament d'aquests símptomes.

Al sud d'Àsia, el rizoma de gingebre s'utilitza des de fa segles per tractar la demència. Un estudi va demostrar que el 6-shogaol és l'ingredient bioactiu del gingebre que redueix el deteriorament de la memòria en inhibir l'activació de les cèl·lules glials, que són les cèl·lules més presents en el sistema nerviós central. Exerceixen un paper clau en el manteniment de les neurones, necessàries per a la memòria i altres funcions cognitives.[4] El gingebre alenteix el procés pel qual el cervell perd les seves cèl·lules i pot ajudar a mantenir les persones actives, alerta i lúcides durant més temps.

19. ANORÈXIA

Aquest trastorn psicològic es caracteritza per una pèrdua de pes innecessària, un índex de massa corporal extremament baix, una por irracional d'engreixar-se i una imatge corporal distorsionada. Les causes són complexes i poden tenir l'origen en traumes infantils, pressions socials, desequilibris hormonals o deficiències nutricionals. Es creu que la genètica hi té alguna cosa a veure, però encara no es coneix del tot el paper que hi exerceix. Les persones anorèxiques poden mostrar una obsessió per conèixer les calories i composició de tot allò que ingereixen. Els símptomes físics poden incloure depressió, empitjorament de la qualitat dels cabells, absència de menstruació en el cas de les dones i sensació de fred. Per superar aquest trastorn s'utilitzen tractaments mèdics i nutricionals, així com teràpia psicològica.

Un aspecte important és estimular la gana. Després d'haver negat al cos aliments suficients durant períodes prolongats, la gana disminueix. Sense el desig de menjar, el camí cap a la recuperació es fa més difícil. Aquí és on entra en joc el gingebre. L'agradable i forta aroma del gingebre pot estimular les glàndules salivals i alliberar enzims digestius a la boca. Això indueix a augmentar el desig pel menjar. El gingebre també pot estimular el metabolisme, necessari perquè l'organisme dugui a terme tots els processos necessaris per mantenir un cos sa. Les persones que pateixen d'anorèxia no consumeixen aliments suficients perquè el cos mantingui un bon ritme metabòlic o satisfaci totes les seves demandes energètiques.

Després d'estimular la gana i potenciar el metabolisme, el gingebre ajuda l'organisme a absorbir els nutrients desencadenant la secreció d'enzims gàstrics i pancreàtics. Els aliments es descomponen en nutrients, que es posen a disposició de l'organisme per ajudar a fer que comenci el procés de curació física. El gingebre estimula així mateix la ment i millora la concentració, cosa que pot ajudar a renovar l'interès pel menjar i proporcionar la força de voluntat necessària per seguir les recomanacions nutricionals.

20. ARTRITIS REUMATOIDE

L'artritis reumatoide és un trastorn autoimmune que comporta que el sistema immunitari ataqui per error els seus propis teixits. El revestiment de les articulacions s'inflama, provoca dolor i, amb el temps, pot comportar erosió òssia i deformitat articular. Els símptomes es poden estendre a altres teixits no articulars. Es desconeix la causa d'aquesta malaltia, però se sospita que és una combinació de genètica i desencadenants ambientals. Aquesta malaltia crònica no té cura i es tracta principalment amb medicaments. Poden receptar-se antiinflamatoris no esteroidals, esteroides o fàrmacs antireumàtics modificadors de la malaltia per reduir el dolor, la inflamació i el dany articular. Els possibles efectes secundaris són afeccions digestives, danys hepàtics i renals, problemes cardíacs, debilitament dels ossos, diabetis, augment de pes i infeccions pulmonars greus.

S'ha demostrat que el gingebre és eficaç per reduir la inflamació i el dolor associats a l'artritis reumatoide sense cap dels efectes secundaris de la medicació habitual. Cinquanta-sis pacients amb artritis reumatoide, artrosi o molèsties musculars generalitzades van utilitzar gingebre en pols com a suplement dietètic durant un període d'entre tres mesos i dos anys i mig. Més de tres quartes parts dels pacients amb artritis van experimentar cert grau d'alleujament del dolor i la inflamació, i tots els que patien dolors musculars van sentir alleujament. Una de les formes en què actua el gingebre és impedint la producció de prostaglandina i leucotriens, compostos que intervenen en la inflamació:[5] redueix la gravetat de la inflamació en les articulacions i disminueix el dolor associat.

21. ARTROSI

L'artrosi és la forma més comuna d'artritis, caracteritzada per la inflamació de les articulacions. Les articulacions proporcionen la connexió entre els ossos i permeten el moviment. El cartílag possibilita que l'articulació es mogui amb suavitat i facilitat. En els qui pateixen artrosi, el cartílag es trenca, cosa que provoca la inflamació. Es produeix un excés de líquid en l'articulació, la qual cosa porta a una inflamació. Aquesta malaltia afecta moltes persones a mesura que envelleixen, a causa del desgast natural. L'herència també hi influeix, igual que les lesions per traumatismes o malalties. Els afectats pateixen dolor, cruixits en les articulacions, rigidesa i inflamació articular. La seva amplitud de moviment es redueix, sobretot en mans, peus, columna vertebral, malucs i genolls. Es recomana reduir la tensió del cartílag articular per alleujar alguns dels símptomes. Això implica perdre pes i evitar certes activitats. L'objectiu del tractament és reduir el dolor i la inflamació per permetre un moviment més còmode. Els medicaments poden ser pastilles, cremes, gels i fins i tot injeccions en l'articulació afectada. Els efectes secundaris poden incloure molèsties gastrointestinals, com malestar estomacal, diarrea o úlceres. Al gingebre se li atribueixen propietats antiinflamatòries i analgèsiques que poden reduir la inflamació i alleujar el dolor, dos símptomes freqüents de l'artrosi. Les investigacions clíniques han demostrat que els pacients amb artrosi de genoll que van prendre un extracte de gingebre de 250 mil·ligrams quatre vegades al dia durant tres mesos van experimentar una reducció significativa del dolor en comparació amb els qui van prendre el placebo.[6] Aquest efecte es va observar després de tres mesos de tractament amb gingebre, la qual cosa indica que s'ha de prendre diàriament durant almenys aquest període perquè tingui efecte. Un extracte diferent d'una combinació de gingebre i una planta relacionada, la galanga, es va provar en pacients amb artrosi. Després de sis setmanes prenent dues dosis de 255 mil·ligrams al dia, la rigidesa i el dolor en posar-se dempeus i després de caminar es van reduir significativament.[7] El gingebre s'ha comparat fins i tot amb l'ibuprofèn. Una dosi de 500 mil·ligrams d'extracte de gingebre presa dues vegades al dia en un grup de pacients amb artrosi de maluc o genoll es va comparar amb una dosi de 400 mil·ligrams d'ibuprofèn administrada tres vegades al dia durant un mes. Ambdós grups van reduir de manera significativa el dolor i la inflamació. El gingebre va resultar ser tan eficaç com l'ibuprofèn.[8] El gingebre, per tant, es pot utilitzar per tractar els símptomes de l'artrosi. Si els pacients opten pels tractaments mèdics convencionals, el gingebre ajuda a alleujar els efectes secundaris gastrointestinals que solen causar aquests medicaments.

22. ASMA

L'asma és una malaltia crònica que consisteix en la inflamació de les vies respiratòries que condueixen als pulmons. Quan s'exposen a desencadenants (substàncies químiques o situacions que afecten l'organisme), les vies respiratòries s'inflamen i produeixen més mucositat. El pas de l'aire s'estreny i la respiració es veu dificultada. Els símptomes inclouen tos, falta d'aire, sibilàncies i dolor al pit. Qualsevol persona pot desenvolupar aquesta afecció, tot i que algunes hi estan genèticament més predisposades. Els desencadenants poden ser al·lèrgens, tant ambientals com alimentaris, o altres substàncies, com el fum, la contaminació o els canvis meteorològics. Saber quins són els desencadenants específics és molt útil per controlar l'asma. Els metges solen receptar medicaments de control, com corticoesteroides i agonistes beta d'acció prolongada, i de vegades modificadors dels leucotriens; tots ajuden a contenir la malaltia. Els agonistes beta d'acció curta es prescriuen per alleujar ràpidament els símptomes, ja que relaxen i obren les vies respiratòries.

Un efecte secundari freqüent de la medicació per a l'asma és la candidiasi, una infecció per fongs a la boca. El gingebre és un conegut antifúngic i ajuda a combatre aquest símptoma. Mastega gingebre després de prendre la medicació o beu te de gingebre. També ajuda a eliminar la mucositat de la gola i els pulmons. Altres efectes secundaris dels medicaments per a l'asma són mal de cap i d'estómac, nàusees, erupcions cutànies i diarrea. Continua llegint per descobrir com el gingebre pot ajudar a alleujar tots aquests símptomes.

No només els símptomes, sinó també la causa de l'asma, es poden controlar amb el gingebre. El 2013 es va presentar un estudi a l'American Thoracic Society que va descobrir que afegir gingebre a un agonista beta d'acció curta millorava l'obertura de les vies respiratòries. Altres estudis han confirmat el paper de l'arrel en la prevenció de la constricció de les vies respiratòries. En un altre estudi, un extracte aquós de gingebre al 70% va aconseguir inhibir la contracció de les vies respiratòries en cèl·lules pulmonars de ratolins[9] i va relaxar de manera significativa i ràpida les cèl·lules musculars llises de les vies respiratòries en humans. Altres estudis van demostrar que eren el 6-gingerol, el 8-gingerol i el 6-shogaol del gingebre els que provocaven la ràpida resposta de relaxació.[10] Així doncs, el gingebre proporciona un enfocament alternatiu o complementari al tractament de l'asma.

23. ATEROESCLEROSI

Es tracta d'una malaltia que comporta l'acumulació de placa a l'interior de les artèries, els vasos sanguinis que transporten la sang rica en oxigen per l'organisme. La placa s'acumula al llarg de les parets arterials i està formada per greix, colesterol, calci i altres substàncies. Amb el temps, la placa s'endureix i redueix la mida del canal arterial. Si no es tracta, el flux sanguini es pot reduir fins al punt de provocar un infart de miocardi, un ictus o fins i tot la mort. L'ateroesclerosi és una malaltia molt comuna i sol presentar-se sense símptomes externs. Els factors de risc són una dieta poc saludable, la falta d'exercici i el tabaquisme. No és estrany, per tant, que el principal tractament sigui un canvi en l'estil de vida per incorporar opcions saludables.

El gingebre és eficaç en el tractament de pacients amb alts nivells de greix en sang. En un estudi amb cegament doble es va experimentar amb 3 grams diaris de gingebre en contraposició a un placebo i es va descobrir que els triglicèrids i el colesterol es reduïen significativament en els pacients tractats amb gingebre.[11] Un altre estudi va informar que el gingebre pot inhibir el creixement de cèl·lules musculars llises vasculars, implicades en la formació de placa arterial. Actualment, aquest creixement s'atura mitjançant fàrmacs alliberats per *stents* col·locats en pacients sotmesos a cirurgia de *bypass*. Aquesta cirurgia es realitza per restablir el flux sanguini normal a una artèria coronària obstruïda. S'ha demostrat que el 6-shogaol del gingebre exerceix la mateixa funció que aquests fàrmacs alliberats pels *stents* i potser podrà utilitzar-se en el futur.[12]

24. BRONQUITIS

La bronquitis és una malaltia respiratòria caracteritzada per la inflamació del revestiment de les vies respiratòries bronquials dels pulmons. La seva forma aguda pot ser conseqüència d'un refredat o una altra infecció respiratòria que provoqui la inflamació de les membranes mucoses i l'estrenyiment de les vies respiratòries. La bronquitis crònica és més greu i consisteix en una inflamació constant del revestiment dels bronquis, causada en la majoria dels casos pel tabac. Les persones amb bronquitis tenen accessos de tos i sovint expectoren mucositat. Altres símptomes són dolor toràcic, febre, calfreds i sensació de fatiga. La bronquitis aguda sol desaparèixer per si sola al cap de poc temps, mentre que la crònica persisteix i sol requerir medicaments per a la tos, inhaladors per a l'asma o antibiòtics, si se sospita una infecció bacteriana.

Els estudis han demostrat que el gingebre representa un paper en la prevenció de la constricció de les vies respiratòries. Un extracte aquós de gingebre al 70% va inhibir la contracció de les vies respiratòries en cèl·lules pulmonars de ratolins[13] i va relaxar de manera ràpida i significativa les cèl·lules musculars llises del mateix tipus de vies en humans. El 6-gingerol, el 8-gingerol i el 6-shogaol del gingebre van provocar la ràpida resposta de relaxació.[14] El gingebre s'utilitza des de fa segles per tractar els símptomes del refredat i la grip i és conegut com a remei natural contra la tos. Expandeix els pulmons i redueix la flegma. El te de gingebre alleuja el mal de gola, elimina la congestió i combat la tos. Talla una mica de gingebre fresc i bull-lo en aigua per treure el màxim profit dels seus principis actius a través de la infusió.

25. CÀNCER DE CÒLON

El càncer de còlon comença amb la formació d'aglomeracions benignes de cèl·lules anomenades pòlips a l'intestí gruixut. Amb el temps, aquests pòlips es poden tornar cancerosos. En les primeres fases, no hi sol haver símptomes, però, a mesura que la malaltia avança, els pacients experimenten canvis en els hàbits intestinals, hemorràgia rectal, dolor abdominal, fatiga i una pèrdua de pes inexplicable. Com la majoria dels tipus de càncer, el tractament sol consistir en radioteràpia, quimioteràpia, cirurgia o una combinació d'aquestes.

S'han realitzat nombrosos estudis sobre els efectes del gingebre en la supressió de les cèl·lules canceroses al còlon. Un estudi aleatoritzat amb individus que van prendre 2 grams de suplement d'arrel de gingebre durant vint-i-vuit dies va demostrar que el gingebre reduïa els nivells d'inflamació al còlon i va resultar ser tolerable i segur.[15] Això pot ajudar a reduir el risc de desenvolupar càncer de còlon. Un altre estudi va descobrir que el gingebre disminuïa significativament la incidència de la malaltia i el nombre de tumors en rates a les quals s'havia induït càncer de còlon.[16] També es va demostrar que el gingebre inactiva les cèl·lules del càncer de còlon mitjançant la fragmentació de l'ADN[17] i en disminueix el creixement.[18] El gingebre sembla ser prometedor com a agent antitumoral eficaç per complementar els tractaments convencionals.

26. CÀNCER DE FETGE

Es tracta d'un tipus de càncer que comença a les cèl·lules del fetge. Una mutació a l'ADN fa que les cèl·lules creixin ràpidament i acabin formant un tumor. No queda clar quina és la seva causa en molts casos, però certes infeccions cròniques per virus hepàtics al fetge poden provocar-ho. Els símptomes apareixen en les últimes fases de la malaltia i inclouen pèrdua de pes, dolor abdominal, pell esgroguïda (icterícia) i vòmits. La cirurgia per extirpar part del fetge, el trasplantament hepàtic, la quimioteràpia i la teràpia farmacològica dirigida són algunes opcions de tractament. El gingebre resulta prometedor com a agent complementari i se n'ha demostrat l'eficàcia per provocar la mort de les cèl·lules hepàtiques gràcies al seu compost, el 6-shogaol, que activa un enzim conegut per mediar en la mort cel·lular programada. Les cèl·lules canceroses s'encongeixen i es fragmenten, cosa que provoca la seva mort.[19] El gingebre també pot reduir les nàusees i els vòmits, estimular la gana per combatre la pèrdua de pes i ajudar a reduir el dolor abdominal. Pot reforçar el sistema immunitari perquè l'organisme combati millor la malaltia. El gingebre, per tant, ajuda a millorar la salut general i optimitza la funció hepàtica.

27. CÀNCER DE MAMA

Aquest càncer comença quan les cèl·lules de la mama comencen a créixer de manera descontrolada i formen un tumor. Els tumors són cancerosos si creixen i s'estenen a altres zones del cos. És molt més freqüent en les dones, però els homes també poden patir-lo. La detecció precoç —abans que comencin els símptomes— es fa mitjançant mamografies. Si no es detecta a temps, el càncer de mama pot provocar secrecions sanguinolentes pel mugró o canvis en la forma o textura de la mama o el mugró. També s'hi pot notar un bony. El tractament sol consistir en radioteràpia, quimioteràpia o cirurgia.

En un estudi en laboratori es va provar un extracte de gingebre en dues línies cel·lulars de càncer de mama per comprovar si suprimia el creixement de les cèl·lules canceroses. I així va ser. No només va aturar el creixement de les cèl·lules canceroses i la formació de colònies, sinó que el gingebre també va mostrar una acció selectiva, atès que no va afectar la viabilitat de les cèl·lules mamàries sanes.[20] Es tracta d'una notícia prometedora en la lluita contra aquest tipus de càncer.

28. CÀNCER D'OVARIS

Aquest càncer es produeix pel creixement incontrolat de cèl·lules en l'òrgan reproductor femení, en concret, als ovaris. Sovint no es detecta en les fases inicials. Aquest càncer s'estén fàcilment a les zones circumdants de la bufeta, l'intestí i l'abdomen abans de desplaçar-se a altres llocs del cos. Se'n desconeix la causa exacta, però hi ha proves que donen suport fermament a la implicació de la genètica. Els símptomes solen ser inespecífics, però poden incloure distensió abdominal, dolor pelvià, pèrdua de gana i problemes urinaris. Per tractar el càncer d'ovari se sol recórrer a la cirurgia i la quimioteràpia.

Una investigació del Centre Oncològic Integral de la Universitat de Michigan va descobrir que el gingebre pot destruir les cèl·lules del càncer d'ovari. Aquesta planta va ser capaç d'induir la mort cel·lular per autodestrucció cel·lular i per digestió dels lisosomes, orgànuls de la majoria de les cèl·lules que contenen enzims digestius capaços de degradar i destruir components cel·lulars. Es va descobrir que el gingebre induïa la mort de les cèl·lules ovàriques a un ritme similar o millor que alguns fàrmacs de quimioteràpia utilitzats habitualment per al tractament. En cultius de cèl·lules de càncer d'ovari, altres investigacions van demostrar que és el compost 6-shogaol del gingebre el que provoca una inhibició significativa de les cèl·lules canceroses. D'aquesta manera, el gingebre té potencial en la prevenció i el tractament del càncer d'ovari.[21]

29. CÀNCER DE PÀNCREES
—

El càncer de pàncrees s'origina en els teixits d'aquest òrgan, que està situat darrere de la part inferior de l'estómac. El pàncrees segrega enzims per facilitar la digestió i hormones per regular el metabolisme dels sucres. El càncer es desenvolupa quan les cèl·lules muten i creixen de manera ràpida i contínua. Viuen molt després que les cèl·lules pancreàtiques normals hagin mort i acaben formant tumors. Aquesta malaltia sol passar desapercebuda i es propaga ràpidament. Els símptomes comencen a aparèixer durant la seva progressió i poden incloure pèrdua de gana i pes, coàguls sanguinis, depressió, dolor abdominal superior i icterícia. Les opcions de tractament són la cirurgia, la quimioteràpia i la radioteràpia.

S'han provat dos compostos del gingebre que mostren potencial per controlar el càncer de pàncrees. El 6-gingerol del gingebre va suprimir el creixement de línies cel·lulars de càncer de pàncrees humà en impedir que les cèl·lules canceroses es dividissin i en induir l'autodestrucció cel·lular.[22] I la zerumbona, un altre compost del gingebre, va induir la mort cel·lular.[23] Atesa la manca actual de candidats farmacològics per combatre el càncer de pàncrees, aquests compostos del gingebre s'haurien de tenir en compte.

30. CÀNCER DE PELL

—

Aquesta forma comuna de càncer implica el creixement anormal de les cèl·lules de la pell com a resultat d'una mutació que permet que les cèl·lules creixin sense control i formin una massa cancerosa. Es desenvolupa amb més freqüència en les zones més exposades al sol, però pot aparèixer en d'altres protegides de la danyosa radiació ultraviolada (UV). Altres factors, com l'exposició a substàncies químiques tòxiques o un sistema immunitari debilitat, també poden ser responsables de la seva aparició. N'hi ha de tres tipus. El carcinoma basocel·lular apareix amb més freqüència a la cara i el coll i pot tenir l'aspecte d'una protuberància cerosa o una lesió similar a una cicatriu. El carcinoma de cèl·lules escamoses és més freqüent en zones de la pell exposades al sol i pot tenir l'aspecte d'un nòdul vermell o una lesió plana amb una superfície escamosa amb forma de crosta. Els melanomes poden aparèixer en qualsevol part i es caracteritzen per la seva forma: grans taques marronoses amb clapes més fosques o lesions, també fosques, a les mans, els peus o les mucoses. Les pigues que canvien de color o mida, que sagnen o que tenen contorns irregulars poden ser melanomes. La cirurgia, la radioteràpia o els medicaments tòpics són els tractaments convencionals del càncer de pell.

El gingebre és prometedor com a agent protector contra el càncer de pell. En un estudi es van tractar cèl·lules canceroses de pell humana amb 6-gingerol del rizoma de la planta de gingebre. El 6-gingerol va ser capaç d'inhibir el creixement d'aquest tipus de cèl·lules en desencadenar una sèrie de reaccions que van activar la mort cel·lular. Això suggereix que el 6-gingerol es pot utilitzar en el tractament d'aquest tipus de càncer.[24] Els resultats d'un estudi similar mostren que l'aplicació tòpica dels compostos 6-paradol o 6-deshidroparadol del gingebre va disminuir els casos, en ratolins, que presentaven creixement tumoral i el nombre de tumors en cada ratolí.[25] Això suposa una prova més de l'eficàcia del gingebre com a tractament potencial del càncer de pell.

31. CÀNCER DE PRÒSTATA

Es tracta d'un tipus de càncer que té lloc a la petita glàndula que produeix el líquid seminal que nodreix i permet el transport dels espermatozoides. Pot començar quan algunes cèl·lules de la pròstata muten i comencen a créixer i dividir-se ràpidament; aquestes cèl·lules viuen molt més que les cèl·lules sanes de la pròstata i s'ajunten per formar tumors. A vegades, aquests tumors creixen fins a envair el teixit proper, o bé algunes cèl·lules afectades es desprenen i s'estenen a altres parts del cos. Alguns tipus d'aquest càncer creixen lentament i romanen confinats a la pròstata. Solen requerir un tractament i un seguiment mínims. En canvi, altres tipus poden ser més agressius i propagar-se amb rapidesa; necessiten tractaments més invasius, que solen consistir en cirurgia, quimioteràpia, radioteràpia o teràpia hormonal. Els casos avançats poden causar dificultat per orinar, sang en el semen, disfunció erèctil i dolor ossi o pelvià. L'ús d'un agent com el gingebre per tractar el càncer de pròstata és fàcilment accessible i rendible. Els resultats de diversos estudis suggereixen que el seu ús pot resultar beneficiós. Es va administrar a ratolins un extracte de gingebre a raó de 100 mil·ligrams/quilogram de pes durant vuit setmanes. La mida del tumor de pròstata es va reduir en un 56%, mentre que les cèl·lules sanes no es van veure afectades.[26] També es va utilitzar extracte de gingebre per provar-ne l'eficàcia en una línia cel·lular de càncer de pròstata agressiu. Es va descobrir que inhibia significativament la formació de colònies de cèl·lules canceroses.[27] El gingebre demostra la seva eficàcia en el tractament del càncer de pròstata.

32. CÀNCER GÀSTRIC

En la persona amb càncer gàstric o d'estómac, les cèl·lules del revestiment de l'estómac comencen a créixer de manera incontrolada i poden estendre's als òrgans propers o als vasos i ganglis limfàtics, des d'on pot arribar a altres parts del cos. La malaltia avança lentament i no sol donar símptomes fins a fases avançades. El càncer d'estómac és més freqüent en homes que en dones i en persones més grans de seixanta anys. S'ha demostrat que els nitrits i nitrats de les carns processades provoquen càncer d'estómac en animals de laboratori, per la qual cosa és una bona idea evitar el pepperoni de la pizza o el béicon dels ous. Fumar duplica el risc de patir-lo, tenint en compte que ser fumador passiu és igual de perillós. Una tercera causa freqüent de càncer d'estómac és la infecció pel bacteri *Helicobacter pylori*. La majoria de les persones amb aquesta infecció mai desenvolupen càncer d'estómac, però una infecció prolongada pot causar inflamació del revestiment intern de l'estómac, donant lloc a canvis precancerosos. Els símptomes solen incloure nàusees, vòmits, pèrdua de gana, sensació de sacietat, dolor abdominal i coragre. Els tractaments convencionals inclouen medicaments, cirurgia, quimioteràpia i radioteràpia.

El gingebre ajuda a alleujar els símptomes del càncer d'estómac i resulta prometedor per combatre la malaltia. Sembla que calma les nàusees i redueix els vòmits i el dolor. Pot estimular, així mateix, la gana induint la secreció d'enzims salivals a la boca amb la seva aroma picant. Ajuda a augmentar la motilitat gàstrica per reduir la sensació de sacietat que algunes persones experimenten i s'ha demostrat que és un remei natural per a l'acidesa estomacal. Quant al càncer en si, s'ha demostrat que el 6-shogaol, un compost del gingebre, redueix la viabilitat de les cèl·lules canceroses gàstriques en danyar les estructures internes de les cèl·lules anomenades microtúbuls, cosa que atura eficaçment la divisió cel·lular.[28] Això suggereix que es redueix la producció de noves cèl·lules canceroses, cosa que alenteix la progressió de la malaltia.

33. COÀGULS SANGUINIS, ANTICOAGULANT
—

Els coàguls sanguinis són necessaris per aturar les hemorràgies en una ferida oberta, però també poden trobar-se en llocs de l'organisme on resulten perillosos. Els coàguls es poden formar en artèries i venes en un intent de reparar el dany tissular dipositant capes de fibrina i plaquetes. La formació de coàguls a les artèries i venes és un problema perquè alenteixen el flux sanguini. Poden bloquejar completament els vasos sanguinis en el seu lloc d'origen o desprendre's i obstruir una vena o artèria en una altra part del cos. Això pot ser molt greu i provocar un infart de miocardi o un ictus. Depenent d'on es localitzi el coàgul, el tractament consisteix en medicaments anticoagulants o en paracetamol o ibuprofèn per controlar el dolor i la inflamació. No obstant això, els anticoagulants comporten alguns efectes secundaris: hematomes greus, genives sagnants, vòmits de sang, dolor toràcic i hemorràgies nasals prolongades.

El gingebre es proposa com a tractament antiagregant plaquetari per a pacients amb coàguls sanguinis sense els efectes secundaris dels fàrmacs tradicionals. Els compostos antiplaquetaris disminueixen l'agregació plaquetària i inhibeixen la formació de coàguls. Un estudi en el qual es van provar compostos de gingerol com els del gingebre va revelar que aquests inhibeixen significativament la formació de plaquetes, i alguns eren tan eficaços o més que l'aspirina.[29] Un altre estudi va confirmar la superior eficàcia dels compostos de gingerol i els seus derivats davant l'aspirina com a agents antiplaquetaris.[30] Afegir 1 gram de gingebre a 10 mil·ligrams de nifedipina (un fàrmac utilitzat per tractar la hipertensió i el dolor toràcic) en pacients hipertensos pot ser més eficaç que prendre qualsevol dels dos per separat.[31] El gingebre, per tant, podria utilitzar-se per controlar les malalties cardíaques reduint el dany als vasos sanguinis.

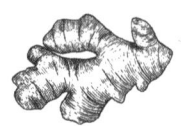

34. COLESTEROL ALT

El colesterol és una substància cerosa semblant al greix que es troba a les cèl·lules. És necessari perquè l'organisme produeixi vitamina D, hormones i àcids biliars, que ajuden a digerir els aliments. Produïm colesterol pel nostre compte, però també l'obtenim dels greixos saturats i dels aliments que en contenen. Es presenta en dues formes, popularment conegudes com el «bo» i el «dolent». El colesterol alt es pateix quan hi ha nivells elevats de colesterol a la sang, sigui del tipus que sigui. No obstant això, quan hi ha massa colesterol dolent en l'organisme, aquest pot acumular-se en les artèries i augmentar les probabilitats de patir una cardiopatia coronària. La placa que conté colesterol s'acumula a l'interior de les artèries i en comporta l'obstrucció parcial o total, la qual cosa condueix a l'estrenyiment i enduriment de les artèries. Això pot provocar un infart de miocardi o un ictus. Les estatines són fàrmacs que solen receptar-se per reduir el colesterol dolent en sang. No obstant això, prendre estatines pot causar problemes intestinals i inflamació muscular.

Els nivells de colesterol responen bé als canvis en la dieta. Menjar aliments baixos en greixos saturats i reduir la ingesta de productes animals, que són els principals responsables del colesterol, és una molt bona opció. S'ha estudiat l'efecte del gingebre en els nivells de greix en sang. Un assaig clínic amb cegament doble i controlat va demostrar que els pacients amb alts nivells de greix a la sang van reduir significativament els nivells de colesterol i triglicèrids en un 90% i un 36% més que el placebo prenent 3 grams de gingebre diaris durant 45 dies.[32] El gingebre també és una font de vitamina B3, coneguda per reduir el colesterol dolent i augmentar els nivells del bo. El consum de gingebre sembla ser eficaç per controlar el colesterol.

35. COLITIS ULCEROSA

—

La colitis ulcerosa és una malaltia que provoca una inflamació duradora en el revestiment més intern de l'intestí gruixut. Els símptomes poden variar, depenent d'on es localitzi la inflamació a l'intestí gruixut, i solen ser de lleus a moderats, amb períodes de remissió. Alguns signes són diarrea amb sang o pus, hemorràgia rectal, dolor abdominal o rectal, urgència o incapacitat per defecar, febre, fatiga i pèrdua de pes. Les opcions de tractament inc/ouen fàrmacs antiinflamatoris o immunosupressors. Els casos greus poden requerir cirurgia per extirpar el còlon i el recte.

El gingebre es pot utilitzar en el tractament de malalties inflamatòries cròniques, com és el cas de la colitis ulcerosa. Un estudi realitzat amb rates mascle que van consumir gingebre durant deu dies va demostrar la seva eficàcia per alleujar-ne els símptomes. La millora s'atribueix a les propietats antiinflamatòries i antioxidants del gingebre. En la seva dosi més alta, va resultar ser tan eficaç com la sulfasalazina, un fàrmac antiinflamatori comunament receptat per a la colitis ulcerosa.[33] Aquesta investigació dona suport a l'ús del gingebre en el tractament de la inflamació d'aquesta malaltia intestinal.

36. DANY HEPÀTIC

—

El fetge és l'òrgan intern més gran del cos. Filtra les toxines del torrent sanguini per evitar que afectin els teixits. Quan el teixit hepàtic es danya, és capaç de regenerar-se i produir teixit nou i sa. Tanmateix, quan el deteriorament és massa important, apareix la malaltia hepàtica i el fetge deixa de funcionar com caldria. Hi ha diverses afeccions que poden causar malalties hepàtiques, com l'hepatitis A, B i C, la cirrosi hepàtica, la malaltia del fetge gras no alcohòlic i l'hepatitis alcohòlica. Els símptomes són inflamació i dolor abdominal, hematomes, fatiga, pèrdua de gana i icterícia. Un estudi amb animals de laboratori va demostrar que l'administració de gingebre i xicoira millorava significativament el dany hepàtic i restablia la composició sanguínia normal d'aquest òrgan. Aquest efecte es produïa tant si el gingebre es prenia sol com en combinació amb la xicoira.[34] El gingebre també pot ajudar a prevenir o tractar la malaltia del fetge gras no alcohòlic, cada vegada més freqüent avui dia per l'augment dels casos de diabetis. Aquest efecte protector s'aconsegueix actuant sobre els factors que contribueixen a la malaltia: redueix l'estrès oxidatiu del fetge, disminueix la resistència a la insulina i inhibeix la inflamació.[35] La capacitat antioxidant del gingebre també pot protegir contra el dany hepàtic induït per l'alcohol.[36] D'aquesta manera, el gingebre pot utilitzar-se com a suplement natural per a la prevenció i el tractament de les malalties hepàtiques.

37. DIABETIS

La diabetis és una malaltia que afecta la forma en què l'organisme gestiona la glucosa, cosa que provoca nivells elevats de sucre en sang. Existeix la diabetis de tipus 1, quan el pàncrees produeix poca insulina o gens, la diabetis de tipus 2, en què el pàncrees sí que produeix insulina, però el cos no la utilitza com caldria, i la diabetis gestacional, una forma d'hiperglucèmia que afecta les dones embarassades. Algunes persones estan genèticament predisposades a patir la malaltia, però el sobrepès també n'és un factor de risc.

Alguns dels signes de diabetis són sensació de set, micció freqüent, fatiga, formigueig, entumiment de mans o peus i visió borrosa. Per controlar la diabetis cal fer exercici, cuidar la dieta i vigilar els nivells de glucosa en sang. Moltes persones necessiten injectar-se insulina cada dia.

L'elevada incidència d'aquesta patologia fa necessari trobar una alternativa fàcil i natural per controlar-la. Els estudis realitzats amb aquesta finalitat han descobert que el gingebre és un agent eficaç. En un assaig aleatoritzat, amb cegament doble i controlat amb pacients sotmesos a placebo, els malalts de diabetis van rebre 3 grams de gingebre en pols o placebo cada dia durant 8 setmanes. El gingebre va reduir significativament els nivells de glucosa en sang en dejú respecte al placebo.[37] El 6-gingerol present al gingebre es va provar en rates de laboratori amb alts nivells de greix i insulina en sang. El gingebre va reduir aquests nivells i el pes corporal.[38] Aquests símptomes solen observar-se amb la resistència a la insulina en la diabetis de tipus 2. Un altre estudi realitzat amb rates va demostrar que les que es van tractar amb gingebre aconseguien una millor tolerància a la glucosa i nivells més alts d'insulina en sang que les rates que no van rebre aquest tractament.[39] El gingebre pot resultar eficaç per controlar els nivells de sucre en sang i gestionar els efectes de la diabetis en humans.

38. INSUFICIÈNCIA RENAL
—

La insuficiència renal és una malaltia que té lloc quan els ronyons perden la seva capacitat d'eliminar els productes de rebuig de la sang i equilibrar els líquids. En els casos aguts, els ronyons perden sobtadament la seva capacitat de filtració i s'acumulen a la sang nivells perillosos de productes de rebuig. Això passa en un curt període de temps i requereix un tractament intensiu. És possible una recuperació completa de la insuficiència renal aguda. En canvi, la insuficiència renal crònica és progressiva i irreversible. Els símptomes es deuen a l'acumulació de productes de rebuig en l'organisme i inclouen debilitat, dificultat per respirar, fatiga i confusió. Poden aparèixer quadres d'arrítmia i, fins i tot, mort sobtada. La prevenció és la millor manera d'actuar i consisteix a controlar la tensió arterial i la diabetis. Si la malaltia progressa massa, es necessita diàlisi o un trasplantament.

El gingebre conté antioxidants que eliminen els radicals lliures dels teixits. Un estudi en el qual es va alimentar rates amb una dieta amb un 5% de gingebre va revelar que el gingebre era capaç de reduir la lesió renal i protegir els ronyons eliminant els radicals lliures que causen (almenys en part) la lesió.[40] Un estudi similar va provar els efectes del gingebre en casos d'insuficiència renal crònica i aguda. Els ronyons es van beneficiar de les activitats antioxidants del gingebre, així com dels seus efectes antiinflamatoris. En conclusió, el gingebre pot exercir un paper en l'alentiment de la progressió de la malaltia i retardar la necessitat de diàlisi.[41]

39. LEUCÈMIA
—

La leucèmia és un càncer dels teixits hematopoètics de l'organisme. La medul·la òssia produeix glòbuls blancs anormals que no funcionen de la manera adequada i que no exerceixen la seva funció principal, la de combatre les infeccions. Aquestes cèl·lules creixen, es divideixen més de pressa i continuen vivint quan el cicle de vida cel·lular normal hauria d'haver acabat. Comencen a desplaçar les cèl·lules sanes i apareixen els símptomes. No se'n coneixen les causes exactes, però es creu que hi intervenen factors genètics i ambientals. Els símptomes inclouen febre o calfreds, fatiga, dolor ossi, infeccions freqüents, sudoració excessiva a la nit, hemorràgies nasals recurrents i inflamació dels ganglis limfàtics. Igual que altres tipus de càncer, per tractar la leucèmia es recorre a quimioteràpia, radioteràpia i medicaments. De vegades es fan trasplantaments de cèl·lules mare per substituir la medul·la òssia malalta per una de sana.

El gingebre reforça el sistema immunitari, cosa que pot beneficiar enormement els pacients de leucèmia, ja que els ajuda a protegir-se contra les infeccions. Hi ha diversos compostos en el gingebre que han demostrat ser eficaços en la lluita contra les cèl·lules canceroses de la leucèmia. El 6-gingerol fa que l'ADN de la cèl·lula cancerosa es trenqui i suprimeixi la capacitat de la malaltia per transformar les cèl·lules sanes en cèl·lules canceroses.[42] El 6-shogaol del gingebre inhibeix el creixement tumoral i provoca la mort d'aquestes cèl·lules leucèmiques en els humans.[43] Aquests compostos resulten prometedors com a agents antitumorals en casos de leucèmia.

40. PARKINSON
—

El Parkinson és un trastorn progressiu del sistema nerviós central que pot causar tremolors, rigidesa, lentitud de moviments i pèrdua d'equilibri. Les cèl·lules nervioses del cervell es malmeten i provoquen un descens dels nivells de dopamina. Això condueix a una activitat cerebral anormal que es manifesta en els símptomes descrits. La causa de la malaltia de Parkinson és en gran part desconeguda, però es creu que és una combinació de predisposició genètica i desencadenants ambientals. A mesura que aquesta malaltia avança, la funció cognitiva disminueix i els afectats poden experimentar insomni, depressió, restrenyiment, fatiga o problemes de bufeta. El Parkinson no té cura, però alguns medicaments en milloren els símptomes, ja que augmenten la dopamina al cervell o hi actuen com a tal. En alguns casos avançats s'opta per una cirurgia que consisteix a implantar elèctrodes en una part específica del cervell per ajudar a reduir els símptomes. Sovint es recomana fer exercici, fisioteràpia i logopèdia.

Sembla que els radicals lliures influeixen en el desenvolupament de la malaltia de Parkinson. Es tracta de molècules sense càrrega que són molt reactives i activen una reacció en cadena en una cèl·lula. Els antioxidants neutralitzen els radicals lliures i protegeixen la cèl·lula dels danys. La zingerona, un compost extret de l'arrel de gingebre, es va provar al cervell de ratolins per comprovar-ne la capacitat antioxidant. Va augmentar l'activitat de captació d'oxigen, disminuint la presència de radicals lliures danyosos al cervell dels ratolins. La seva activitat antioxidant directa, així com la seva capacitat per augmentar un enzim que neutralitza els radicals lliures, proporciona la base dels efectes neuroprotectors del gingebre. Això indica que la zingerona del gingebre podria utilitzar-se com a tractament per a la malaltia de Parkinson.[44]

41. OSTEOPOROSI
—

L'osteoporosi és una malaltia òssia que té lloc quan el cos es veu incapaç de produir prou os nou per reemplaçar l'eliminació del vell. El procés d'absorció i substitució òssia es produeix contínuament en l'organisme, però, en el cas de les persones amb osteoporosi, la massa òssia acaba disminuint amb el temps. La disminució de la massa i la densitat dona lloc a ossos debilitats que són més propensos a trencar-se. És més comú en les dones que en els homes, perquè elles tenen una massa òssia més petita. L'osteoporosi és una malaltia silenciosa perquè no comporta símptomes i el diagnòstic sol fer-se després que s'hagi trencat un os. Aquesta malaltia és hereditària, per la qual cosa, si un dels progenitors o avis l'ha patit, augmenten les probabilitats que la següent generació també la pateixi. Certes malalties i medicaments també poden augmentar la probabilitat de desenvolupar-la. Per al seu control i tractament es recomana una dieta sana amb un contingut suficient de minerals que facilitin la producció d'os, exercicis amb pesos i medicació.

El gingebre conté un compost anomenat zerumbona. La zerumbona s'ha provat en ratolins per veure si, en humans, podria prevenir la pèrdua òssia induïda pel càncer de mama. S'ha descobert que, en les dosis adequades, pot disminuir la destrucció i desaparició de teixit ossi.[45] Això suggereix un paper potencial del gingebre com a agent terapèutic en l'osteoporosi.

42. SÈPSIA

La sèpsia és una complicació greu i potencialment mortal d'una infecció. El sistema immunitari activa els macròfags —glòbuls blancs que digereixen les restes cel·lulars i les substàncies estranyes— per combatre la infecció, però aquesta resposta pot desencadenar una inflamació en tot l'organisme. Sol comportar una sèrie d'alteracions que malmeten múltiples òrgans i provoquen la seva decisió. Si l'afecció progressa, es produeix un xoc sèptic i la pressió arterial descendeix dràsticament. El resultat pot ser la mort. El tractament precoç amb antibiòtics i solucions intravenoses pot revertir l'afecció. De vegades s'utilitzen vasopressors per augmentar la tensió arterial. Qualsevol mena d'infecció, sigui bacteriana, vírica o fúngica, pot causar sèpsia.

Els macròfags produeixen potents substàncies químiques que afavoreixen la inflamació sistèmica, com s'observa en els casos de sèpsia. Els macròfags exposats al 6-gingerol del gingebre en diferents dosis van inhibir la producció d'aquestes substàncies químiques productores d'inflamació, però sense interferir en la capacitat d'aquells de capturar cossos estranys per a la seva destrucció.[46] La capacitat antiinflamatòria del 6-gingerol es pot utilitzar per reduir la inflamació en afeccions com la sèpsia mentre continua permetent a l'organisme combatre la infecció.

43. ÚLCERES

Les úlceres són lesions que apareixen en el revestiment protector de l'estómac, l'intestí prim o l'esòfag. Poden causar dolor o coragre, inflamació, nàusees i intolerància als aliments grassos. Es creu que la causa principal és la infecció per *H. pylori*. L'ús excessiu d'analgèsics, el tabaquisme, l'estrès i un alt consum d'alcohol són altres factors que contribueixen a l'aparició d'aquesta malaltia. Si la produeix l'*H. pylori*, el tractament consisteix en antibiòtics per eliminar el bacteri. Sovint es prescriuen medicaments per neutralitzar, bloquejar o reduir la producció d'àcid estomacal. És imprescindible reduir en la mesura del possible o suspendre el consum d'analgèsics, tabac i alcohol.

En un estudi realitzat durant un període de dos anys, es van avaluar els efectes gastroprotectors d'un extracte aquós de gingebre en rates de laboratori i es van comparar amb els efectes de l'omeprazole, un medicament prescrit per a les úlceres d'estómac. L'extracte d'arrel de gingebre va inhibir les úlceres gàstriques en gairebé un 58% quan es va administrar a raó de 400 mil·ligrams/quilogram de pes corporal. El seu efecte gastroprotector va ser comparable al de l'omeprazole i s'ha revelat com un prometedor agent antiulcerós.[47] Un altre estudi amb rates de laboratori va demostrar clarament que els extractes de gingebre poden protegir de les úlceres el revestiment estomacal i intestinal. El gingebre també inhibeix la secreció d'àcid gàstric i la proliferació de l'*H. pylori*.[48]

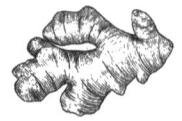

CONTROL DE SÍMPTOMES

44. ACIDESA
—

L'acidesa també es coneix com a reflux. Es produeix quan l'àcid puja a l'esòfag des de l'estómac i provoca un dolor ardent al pit. Els qui la pateixen noten que sol empitjorar després de menjar i a la nit. L'àcid puja més fàcilment per l'esòfag en ajupir-nos o ajeure'ns. Es poden prendre medicaments sense recepta per reduir o neutralitzar l'àcid estomacal, però de vegades provoquen nàusees, restrenyiment, diarrea, mal de cap i dolor abdominal. Alguns d'aquests efectes secundaris semblen pitjors que el mateix coragre.

El gingebre és un tractament alternatiu que no té aquests efectes secundaris i s'utilitza àmpliament com a remei natural per combatre l'acidesa estomacal. La seva eficàcia va quedar demostrada en un estudi en el qual es va comparar el gingebre amb fàrmacs convencionals per a l'acidesa. Tots dos eren capaços d'inhibir la proteïna responsable de la secreció d'àcid gàstric, però el gingebre era entre sis i vuit vegades més potent.[49] Això, sens dubte, farà que més gent recorri al gingebre la pròxima vegada que tingui coragre.

45. AGULLETES
—

Després de mesos d'inactivitat, anar a jugar un partit de futbol o a córrer amb un amic pot semblar una bona idea. Tanmateix, intentar moure's l'endemà, quan tots els músculs estan entumits i adolorits pot fer que ens en penedim. Prendre mesures preventives per evitar-ho és una cosa en què cal pensar per a la pròxima vegada. Les agulletes o els dolors musculars també es poden deure a tensions, estrès o malalties. El dolor pot aparèixer a qualsevol part del cos i durar des de diverses hores fins a uns quants mesos. Si és provocat per l'exercici, el dolor de les agulletes és el resultat d'esquinços microscòpics en les fibres musculars, mentre que, si està relacionat amb una malaltia, pot haver-lo causat una inflamació.

El gingebre ha demostrat la seva eficàcia en el tractament d'aquest tipus de dolor muscular. En un estudi, el consum de 2.000 mil·ligrams (una culleradeta) diaris de gingebre durant onze dies abans de la pràctica d'exercici va produir reduccions de moderades a grans en la gravetat del dolor experimentat pels voluntaris de l'estudi.[50] Aquesta disminució del dolor es pot deure a la capacitat analgèsica i antiinflamatòria del gingebre i a la d'estimular la circulació per a una reparació més ràpida de les fibres musculars. Si oblides prendre gingebre com a mesura preventiva, barreja dues o tres gotes d'oli essencial de gingebre i fes-te un massatge al múscul adolorit per obtenir un alleujament ràpid. L'oli de gingebre s'absorbeix a través de la pell, on els components actius comencen a actuar. El massatge pot augmentar la circulació i enviar els compostos analgèsics a tot el cos, allà on sigui necessari.

46. CEFALEES I MIGRANYES

El mal de cap apareix en qualsevol part del cap, pot ser agut, sord o pulsatiu o en batec i durar des de menys d'una hora fins a diversos dies. Les migranyes són mals de cap intensos, generalment en un sol costat del cap, acompanyats de nàusees, vòmits i sensibilitat a la llum i el so. Poden anar acompanyades de senyals d'advertiment, com punts cecs en el camp visual, centelleigs de llum o sensació de formigueig a la cara, braços o cames. En alguns casos, les migranyes són tan greus que la persona no pot fer vida amb normalitat i sovint necessita repòs i aïllament per recuperar-se. Les causes són diferents per a cada persona. Alguns desencadenants poden ser canvis en els nivells hormonals, al·lèrgies alimentàries, estrès, determinats medicaments, estímuls sensorials o canvis en l'entorn, com una caiguda de la pressió baromètrica per una tempesta que s'aproxima. Els mals de cap habituals es poden deure a multitud de factors, des d'un quadre de deshidratació fins a dormir poc o una infecció. De vegades són símptomes d'una malaltia. Per alleujar els símptomes solen utilitzar-se analgèsics. En el cas de les migranyes, també es recepten medicaments contra les nàusees.

El gingebre conté potents substàncies antiinflamatòries i pot alleujar el mal de cap i les migranyes en inhibir les prostaglandines que causen la inflamació i el consegüent dolor dels nervis comprimits. S'han realitzat diversos assajos clínics amb cegament doble sobre l'eficàcia del potencial analgèsic del gingebre. En cent pacients amb migranyes agudes es van comparar el gingebre en pols i el sumatriptà, un fàrmac comunament receptat per tractar les migranyes i les cefalees en raïms. Al cap de dues hores, la intensitat del mal de cap va disminuir significativament en tots dos grups. El gingebre en pols era tan eficaç com el sumatriptà, i també més segur.[51] Alguns possibles efectes secundaris del sumatriptà són pèrdua de visió, dolor toràcic, ansietat, entumiment i mal d'estómac. En un altre estudi es van tractar seixanta pacients que havien patit un total de 208 migranyes durant un mes amb una combinació de gingebre i matricària, o bé amb placebo. La durada i la intensitat de les migranyes van disminuir significativament en el grup que havia estat consumint gingebre i matricària.[52] La pròxima vegada que tinguis mal de cap, aplica't pasta de gingebre directament sobre el front per alleujar el dolor.

PASTA DE GINGEBRE PER AL MAL DE CAP

- ½ got de gingebre fresc pelat
- 1 cullerada d'oli d'oliva

1. Fes un puré amb el gingebre i l'oli d'oliva en un robot de cuina. Guarda-ho a la nevera, en un recipient hermètic.
2. Aplica-t'ho directament sobre el front per alleujar el mal de cap.

47. CÒLICS

El còlic és una afecció pròpia de nadons sans. Quan la pateixen, ploren excessivament —entès això com més de tres hores al dia, més de tres dies a la setmana o durant tres setmanes o més. Els còlics són freqüents, solen començar al cap de poques setmanes del naixement i poden durar diversos mesos. Poden fer que els nadons plorin intensament sense motiu aparent a determinades hores del dia.

Semblen inconsolables i premen els punys, mouen les cames i tensen els músculs abdominals, cosa que suggereix malestar i dolor gastrointestinal. No queda clar per què alguns nadons desenvolupen còlics i d'altres no, però se sospita d'al·lèrgies alimentàries, un sistema digestiu poc desenvolupat i espasmes del còlon. De vegades s'utilitzen medicaments per alleujar els gasos i probiòtics per tractar l'afecció, amb resultats variables.

El gingebre accelera el moviment dels aliments a l'estómac i augmenta les contraccions per buidar el contingut cap a l'intestí prim;[53] a més, alleuja els gasos i la inflamació accelerant la sortida de gasos del tub digestiu. Si el nadó pateix espasmes intestinals, el gingebre també pot alleujar-los. Té la capacitat de relaxar els espasmes musculars i proporciona un alleujament molt necessari (al nadó i a les persones que el cuiden!). No s'ha de donar gingebre directament als nadons. En canvi, les mares lactants poden prendre te de gingebre diverses vegades al dia i transmetre els seus beneficis durant les preses de llet materna.

48. DEPRESSIÓ

La depressió és un trastorn de l'estat d'ànim que provoca una profunda tristesa i una pèrdua d'interès per qualsevol mena d'activitat. Afecta la forma de sentir, pensar i comportar-se d'una persona i pot causar no només problemes emocionals, sinó també físics. La depressió clínica pot ocórrer una vegada en la vida d'una persona o repetir-se diverses vegades. Aquest sentiment de tristesa i pèrdua pot causar insomni, pèrdua de gana, falta de concentració, fatiga, pensaments suïcides i símptomes físics, com mals d'esquena i de cap. Els canvis en els nivells hormonals de l'organisme també poden causar o desencadenar la depressió. Es creu que les modificacions en el funcionament de les substàncies químiques del cervell i l'efecte que això té en el manteniment d'estats d'ànim estables exerceixen un paper important en la depressió. Sovint es prescriu assessorament psicològic i antidepressius. Aquests poden causar una àmplia gamma d'efectes secundaris, com nàusees, insomni, visió borrosa, augment de pes, fatiga i disfunció sexual.

Se sap que el gingebre exerceix un paper en la salut mental. S'ha descobert que diversos dels seus compostos afecten positivament l'estat d'ànim. El gerianiol es troba en l'oli essencial del gingebre. Una sèrie de ratolins exposats a estrès crònic lleu van ser tractats durant tres setmanes amb gerianiol i es va descobrir que els alleujava els comportaments relacionats amb la depressió. Aquest efecte pot resultar útil en el tractament de la depressió clínica.[54] Una altra prova, realitzada en ratolins, amb deshidrozingerona, que es troba en els rizomes del gingebre, indica que aquest compost té potents efectes antidepressius que impliquen importants substàncies químiques cerebrals que actuen com a hormones i neurotransmissors.[55] El gingebre és molt segur i no crea addicció. És una molt bona alternativa als antidepressius, sovint massa utilitzats.

49. DESCONGESTIU
—

Un refredat, una infecció de les vies respiratòries altes, l'asma o les al·lèrgies poden provocar congestió nasal o toràcica. La congestió nasal també es coneix com tenir el nas tapat i pot anar acompanyada de dolor als sins paranasals. Les membranes del nas s'irriten i inflamen i produeixen mucositat. L'aire a penes hi pot passar. La congestió toràcica es produeix quan les membranes de les vies respiratòries del tòrax i els pulmons s'inflamen i s'irriten. També produeixen mucositat en excés en un intent d'alliberar l'organisme de la irritació que provoca la reacció. És incòmode, molest i afecta la sensació general de benestar. No és estrany que molts de nosaltres recorrem als descongestius, que actuen contraient els vasos sanguinis inflamats per obrir les vies respiratòries o diluint i fent sortir la mucositat atrapada als pulmons, les vies respiratòries i el nas per facilitar la tos o l'expulsió de la mucositat.

El gingebre és cada vegada més conegut per les seves propietats descongestionants i antihistamíniques naturals, i s'està incorporant a remeis a base d'herbes per a nens i adults. Té un efecte bifocal que dilueix la mucositat i un efecte antiinflamatori que alleuja les vies respiratòries inflamades. El gingerol és un dels compostos del gingebre coneguts per suprimir la producció de mucositat i reduir la inflamació. Una de les millors maneres d'utilitzar el gingebre en aquest cas és en forma de te. Prendre líquids ajuda a diluir la mucositat, igual que l'escalfor i les emanacions del te. Talla rodanxes de gingebre fresc i fes-les bullir en aigua. Afegeix-hi una mica de llet de coco calent i una culleradeta de mel per preparar un te amb llet de gingebre i coco.

50. DIARREA
—

La diarrea té lloc quan les deposicions són aquoses. És molt freqüent i sol durar pocs dies, tot i que una diarrea prolongada pot indicar una afecció mèdica, com la síndrome de l'intestí irritable. Sol anar acompanyada de recargolament de tripes i mal d'estómac, inflor, febre, nàusees i vòmits. Es produeix quan les femtes es desplacen massa de pressa pel còlon i aquest no té temps d'absorbir prou líquid. Els principals responsables de la diarrea són els virus, els bacteris i els paràsits. La intolerància alimentària i molts medicaments també poden causar-la en persones susceptibles. Si la diarrea persisteix més d'uns pocs dies, els metges poden receptar antibiòtics, si la causa és bacteriana o parasitària.

El gingebre pot destruir els gèrmens del sistema intestinal responsables de la diarrea. El gingerol té propietats antibiòtiques i s'ha utilitzat per tractar infeccions intestinals i disenteria bacteriana. Segons sembla, és eficaç per tractar alguns dels efectes de la intoxicació alimentària en eliminar el dolor abdominal, calmar els músculs intestinals i reduir els recargolaments de tripes. Estimula l'activitat enzimàtica intestinal per descompondre els aliments i permet l'absorció de nutrients i aigua. Els moviments peristàltics de l'intestí s'alenteixen i les deposicions tornen a la normalitat. Segons s'ha estudiat, els compostos antigripals del gingebre ataquen les infeccions víriques: acaben amb el virus i alleugen la diarrea.[56] Les infeccions parasitàries per giardiasi són comunes en humans de tot el món. Ratolins infectats i tractats amb gingebre durant set dies després de la infecció van veure reduïda la viabilitat de la giardiasi i el dany en la mucosa intestinal. El gingebre pot utilitzar-se com a alternativa eficaç i natural per alleujar la diarrea sense a penes efectes secundaris.[57]

51. DOLOR MENSTRUAL PRIMARI

—

Les dones en edat fèrtil solen experimentar dolor i recargolament de tripes just abans o durant els primers dies de la menstruació. El dolor pot ser de lleu a intens i es descriu com a sord i punxant al baix ventre, els malucs, l'esquena i les cuixes. Sol durar de dotze a setanta-dues hores i, a algunes dones, els pot impedir fer vida normal durant diversos dies. Es produeix quan els músculs de l'úter de la dona es contreuen amb massa força i exerceixen pressió sobre els vasos sanguinis propers. L'oxigen que arriba al teixit muscular de l'úter s'interromp temporalment i es produeix dolor. Per alleujar-lo es recorre a analgèsics i anticonceptius hormonals. Els dolors menstruals primaris solen aparèixer en cada cicle menstrual i poden acompanyar-se d'altres símptomes, com nàusees, vòmits, diarrea i fatiga. Es diferencien dels dolors menstruals secundaris, que tenen una causa subjacent —com un trastorn reproductiu o una infecció.

El principal objectiu en la gestió d'aquesta afecció és reduir el dolor i tractar els símptomes de nàusees, vòmits i diarrea. Amb aquests símptomes sota control, la sensació de fatiga hauria de desaparèixer per si sola. El gingebre s'ha utilitzat sovint per alleujar el dolor. Els assajos clínics enfocats específicament en el dolor menstrual primari han demostrat que 1.000 mil·ligrams de rizoma de gingebre en pols presos durant tres dies a l'inici de la menstruació alleujaven el dolor i que són tan eficaços com l'ibuprofèn i l'àcid mefenàmic, un antiinflamatori no esteroide utilitzat per tractar aquest tipus de dolor.[58] Un altre estudi ha revelat que prendre 1.500 mil·ligrams d'arrel de gingebre en pols dos dies abans de l'inici de la menstruació i continuar el tractament durant tres dies més és més eficaç per reduir el dolor que iniciar el tractament amb gingebre al principi de la menstruació. En qualsevol cas, tots dos protocols van ser significativament més eficaços per alleujar el dolor que el placebo.[59]

El gingebre també es pot fer servir per tractar la diarrea menstrual. Calma els músculs intestinals i redueix els recargolaments de tripes estimulant l'activitat enzimàtica intestinal per descompondre els aliments i permetre l'absorció de nutrients i aigua. Això endureix les femtes: els moviments peristàltics de l'intestí s'alenteixen i les deposicions tornen a la normalitat. Les dones propenses a les nàusees durant la menstruació també descobriran que la dosi adequada de gingebre per controlar el dolor calma així mateix aquest símptoma.

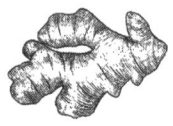

52. ESTIMULACIÓ DE LA LLET MATERNA

—

Les mares lactants solen preocupar-se per la quantitat de llet que prenen els seus nadons. La ingesta no es pot mesurar com en el cas dels nadons alimentats amb llet de fórmula. Mentre el nadó guanyi prou pes i mulli i embruti un nombre adequat de bolquers, és probable que el subministrament de llet de la mare sigui l'adequat. Tanmateix, si això no passa, es necessita ajuda. Anar al metge és molt important perquè la causa pot no estar relacionada amb la producció de llet.

Els kry són un petit grup ètnic del sud-est asiàtic amb una llarga tradició d'ús de plantes medicinals per a la recuperació postpart. Utilitzen el gingebre per estimular la producció de llet immediatament després del part. En lloc de l'arrel, utilitzen les fulles de la planta, que es preparen en forma de beguda o s'utilitzen en cataplasma i s'apliquen directament sobre la pell.[60] Aquest ús ha perdurat durant molts anys a causa de la seva eficàcia. Es creu que el gingebre ajuda a la baixada de la llet materna i a augmentar el flux i la taxa de producció de llet.

53. EXPOSICIÓ A LA RADIACIÓ

—

La radiació és energia en forma de partícules o ones que pot causar mutacions genètiques per exposició prolongada i augmentar el risc de patir càncer. Grans dosis durant un curt període de temps causen malaltia per radiació i provoquen nàusees, caiguda de cabells, fallida orgànica o fins i tot la mort. A l'aire lliure, l'exposició a la radiació dels raigs UV del sol és constant. En espais interiors, els procediments mèdics amb raigs X i tomografies emeten dosis de radiació. A la llar, alguns dels culpables són els microones, les connexions sense fil a internet i els telèfons mòbils. En la societat actual, és impossible evitar l'exposició a la radiació. El millor que es pot fer per minimitzar els efectes de l'exposició és prendre mesures preventives, ja sigui dels raigs UVA i UVB del sol o dels aparells electrònics que ens envolten.

El gingebre pot proporcionar aquesta protecció. Els extractes de rizoma de gingebre administrats a ratolins durant cinc dies abans de l'exposició a la radiació van contribuir a reduir la malaltia per radiació i la mortalitat.[63] El gingebre proporciona protecció a partir d'un dels seus potents compostos aromàtics, el 6-gingerol. El tractament previ amb 6-gingerol va protegir contra la radiació UVB en experiments de laboratori reduint la formació d'espècies reactives de l'oxigen generades per aquesta exposició.[64] Aquestes molècules inicien una reacció en cadena a la cèl·lula que acaba destruint-la. El gingebre evita que les cèl·lules pateixin danys importants i redueix el risc de desenvolupar càncer per radiació.

54. FEBRE
—

La febre és un augment temporal de la temperatura corporal. No és una malaltia, sinó un signe que alguna cosa inusual està succeint en l'organisme. Les febres lleus no s'han de tractar per tal de permetre que el sistema immunitari s'encarregui de la causa. En canvi, les febres altes són més preocupants i requereixen intervenció. La febre pot anar acompanyada de suor, calfreds, fatiga, debilitat muscular i mal de cap. Solen causar-les virus, bacteris, alguns medicaments, cremades solars, afeccions inflamatòries i tumors malignes. Medicaments com l'aspirina, el paracetamol o els antibacterians receptats són eficaços per reduir-la, però comporten riscos. Els antibiòtics destrueixen els bacteris intestinals bons i provoquen trastorns digestius; l'ús excessiu de paracetamol pot causar danys renals i hepàtics, i l'aspirina pot causar mal d'estómac, hemorràgies inusuals i debilitat.

El gingebre estimula la producció de calor, cosa que eleva la temperatura corporal i indueix la febre. Això afavoreix la sudoració per eliminar més ràpidament les toxines de l'organisme. El gingebre conté vitamina C per estimular el sistema immunitari i que aquest ataqui l'arrel de la malaltia i l'organisme es recuperi. També conté zinc, conegut per combatre les infeccions i, al seu torn, reduir-ne els símptomes, com ara la febre. Un estudi sobre l'administració intravenosa i oral de 6-gingerol i 6-shogaol del gingebre confirma l'activitat antipirètica del gingebre.[65]

55. GASOS

Els gasos poden acumular-se en el tub digestiu, la qual cosa passa quan ens empassem petites glopades d'aire amb el menjar, la beguda o la saliva i quan digerim els aliments. Quan els gasos s'acumulen, el cos necessita eliminar-los, sigui per un extrem o altre de l'aparell digestiu. Tothom produeix gasos i no sol ser greu. Però l'acumulació excessiva pot causar inflor, recargolament de tripes i dolor intestinal. Per evitar els gasos i els símptomes que els acompanyen, n'hi ha prou amb canviar l'estil de vida i la dieta. Es recomana fer menjars més frugals amb més freqüència, mastegar bé, fer exercici i evitar els aliments que produeixen gasos i el xiclet.

Tot i així, de vegades es necessita una mica d'ajuda externa. Un assaig clínic aleatoritzat amb cegament doble i amb voluntaris sans va estudiar els efectes sobre la funció gàstrica de 1.200 mil·ligrams de gingebre presos una hora abans de menjar. El gingebre va estimular les contraccions musculars de l'estómac i va augmentar la velocitat de buidatge dels aliments.[66] Això és important perquè els aliments que es queden massa temps a l'estómac poden fermentar i provocar gasos. També facilita el moviment del gas que ja s'ha produït a través del sistema digestiu per a la seva expulsió. Això redueix els símptomes de dolor i inflor.

56. GINGIVITIS

Quan la part de la geniva que es troba al voltant de la base de les dents emmalalteix, es produeix la gingivitis. Les genives tendeixen a sagnar amb facilitat, s'inflamen i es tornen d'un color entre el rosa i el vermell. Comencen a retreure's i apareix la càries. La gingivitis es produeix quan es forma placa endurida, anomenada tosca dentària, per sota i per sobre de la línia de les genives. La tosca dentària és plena de bacteris i són precisament aquests els que inicien la infecció. La placa es forma diàriament a les dents, però es pot eliminar fàcilment mitjançant un raspallat regular i l'ús del fil dental. Si es deixa que s'endureixi i es converteixi en tosca dentària, és molt més difícil d'eliminar. Aquesta malaltia és freqüent i els símptomes solen ser lleus, per la qual cosa la majoria de les persones no saben que la pateixen. Cal una neteja dental professional, seguida d'una bona rutina d'higiene bucal a casa.

Una cosa que prevé eficaçment contra la gingivitis és fer servir un col·lutori bucal de gingebre. Seixanta pacients van participar en un assaig amb cegament doble, aleatoritzat i controlat amb placebo. Es van comparar col·lutoris bucals que contenien gingebre, romaní i calèndula amb d'altres de placebo i amb un col·lutori bucal antisèptic i antibacterià conegut per eliminar els bacteris i impedir-ne el creixement. Els pacients van utilitzar el col·lutori bucal assignat dues vegades al dia durant trenta segons. Al cap de dues setmanes, el col·lutori bucal de gingebre va resultar ser molt eficaç en el tractament de la gingivitis i va mostrar resultats significatius respecte al placebo. Els seus resultats van ser fins i tot tan bons com els del col·lutori bucal antisèptic i antibacterià, i no es van registrar efectes secundaris.[67] Atès que s'han demostrat les propietats antibacterianes del gingebre, utilitzar-lo seria una manera segura i econòmica d'incorporar-lo a la rutina d'higiene bucal per a la prevenció i el tractament de la gingivitis.

57. GRIPS I REFREDATS

El refredat comú i la grip estacional són malalties respiratòries causades per diferents virus. Són molt contagioses i una persona pot infectar-se en tocar una superfície com el pom d'una porta, la barana d'una escala o una aixeta. Si el virus entra en contacte amb les mans i la persona es toca la boca o el nas, el virus passa a la mucosa. Respirar l'aire a prop d'algú refredat o amb grip que tus o esternuda és una altra manera segura d'atrapar el virus. Hi ha molts virus diferents que causen refredats i grips. Llevat que el cos hagi lluitat abans contra aquest mateix virus, no tindrà els anticossos adequats per combatre'l quan entri en l'organisme. El sistema immunitari inicia un atac contra el nou virus i apareixen els temuts símptomes: mal de gola, secreció o congestió nasal, esternuts i tos en el cas del refredat. Si aquests símptomes van acompanyats de febre, fatiga i dolors musculars, és més probable que es tracti de la grip. Hi ha un bon nombre de medicaments sense recepta per al refredat i la grip, i n'hi ha que alleugen tots els símptomes possibles. N'hi ha prou amb una visita a la farmàcia per veure una bona quantitat d'antihistamínics, descongestionants, esprais nasals, antitussígens i pastilles per a la gola.

Un remei casolà econòmic i eficaç per combatre aquests símptomes i aconseguir que et trobis més bé com més aviat millor és el gingebre. S'ha utilitzat com a tractament natural per als refredats i la grip a Àsia durant milers d'anys. El Centre Mèdic de la Universitat de Maryland afirma que els símptomes del refredat i la grip en adults poden tractar-se d'una forma senzilla; n'hi ha prou de posar dues cullerades d'arrel de gingebre fresc ratllat o picat en aigua calenta, en remull, i beure'n dues o tres vegades al dia. El gingebre és un conegut antiviral i ajuda l'organisme a desfer-se del virus. Ajuda el sistema immunitari i escurça la durada de la malaltia. El gingebre també redueix els símptomes causats pel virus. Fa que el cos transpiri per eliminar les toxines de l'organisme i redueix la temperatura corporal elevada per la febre. Les seves propietats analgèsiques alleugen els músculs adolorits i les seves propietats antiinflamatòries combaten la congestió nasal i toràcica. És un antitussigen natural[68] i redueix la propagació del virus als qui ens envolten. Tot això, combinat amb la seva propietat sedant, permet un somni reparador per reduir la sensació de fatiga i donar al cos el temps i l'energia que necessita per vèncer el virus.

58. HIPOTÈRMIA

La hipotèrmia és una afecció potencialment mortal per la qual el cos perd calor més de pressa del que pot produir-la. La temperatura corporal descendeix d'una temperatura normal de 36,5 °C a menys de 35 °C. Per sota d'aquesta temperatura, els òrgans no solen funcionar correctament i, si no es tracta amb celeritat, pot tenir lloc una fallida cardíaca i la mort. Sol ser causada per l'exposició al fred i pot començar amb calfreds, fatiga i falta de coordinació. Si les condicions persisteixen, es produeix una progressió: dificultat per parlar, pols feble i, finalment, pèrdua de consciència. Quan apareix, l'única manera de revertir-la és elevant la temperatura corporal. En qualsevol cas, el millor és prevenir-la. Per a això, el gingebre estimula el metabolisme i millora la combustió del greix emmagatzemat mitjançant una reacció que allibera calor al cos. També té la capacitat de dilatar els vasos sanguinis, portant sang més calenta i calor a la pell. Aquells que s'exposen amb freqüència al fred han d'incloure el gingebre en la seva dieta per elevar la temperatura corporal. Les persones que corren més risc són aquelles que estan a la intempèrie quan fa fred. Els nens hi són especialment sensibles. Tenen un cos més petit, perden calor més de pressa que els adults i sovint ignoren els senyals d'advertència, si s'estan divertint. Tanmateix, també es pot patir en espais interiors. La gent gran que passa l'estona en una habitació amb gens de calefacció, o ben poca, corren el risc de perdre massa calor corporal. A mesura que envellim, el cos no regula tan bé la temperatura interna i es perd la capacitat de percebre el fred. La hipotèrmia es pot manifestar sense símptomes evidents. Beure te de gingebre calent diverses vegades al dia durant els mesos més freds és molt beneficiós per prevenir-la.

59. INDIGESTIÓ
—

Per indigestió s'entén la sensació de plenitud excessiva durant un àpat o una sensació incòmoda de sacietat després de menjar. Sol anar associada a dolor, inflor i coragre.

Menjar massa, fer-ho massa ràpid, ingerir certs tipus d'aliments o alguns medicaments poden provocar-la. El tabac i l'ansietat també hi influeixen. De vegades, la indigestió es produeix sense cap raó aparent. El que la causa en una persona pot no causar-la en una altra. Cadascú ha de conèixer els seus desencadenants i evitar-los. De vegades ni tan sols n'hi ha prou amb prendre aquestes mesures, cas en el qual es recepten medicaments per trobar alleujament. Els antiàcids, els antibiòtics i els antiestrès poden alleujar-ne els símptomes, però també produeixen nàusees, restrenyiment, diarrea, mal de cap, dolor abdominal, marejos, augment de pes i altres problemes digestius.

El gingebre s'ha utilitzat com a tractament eficaç i natural contra la indigestió durant molt de temps i en nombroses cultures. S'han realitzat estudis que en demostren l'eficàcia. Pot disminuir la sensació de cremor associada sovint amb la indigestió en augmentar el nivell de prostaglandines a l'estómac, que protegeixen el revestiment de lesions i inhibeixen la secreció d'àcid.[69] També redueix significativament el mal d'estómac relacionat amb la indigestió per la presència d'úlceres. En un estudi amb rates, el 6-gingerol del gingebre va inhibir les lesions gàstriques d'aquests animals en un 55%.[70] El gingebre redueix la inflor en augmentar la velocitat de buidatge dels aliments de l'estómac i els intestins.[71-74] L'eliminació física dels aliments i els gasos de l'estómac alleuja la indigestió a un ritme molt més ràpid. Beure te de gingebre o menjar-ne l'arrel en pols una hora abans d'un àpat pot ajudar a prevenir-la. Afegir unes gotes d'oli de gingebre a un oli portador i fer-se un massatge a la zona de l'abdomen també ajuda a alleujar els gasos i la inflor.

60. INFLAMACIÓ DE TESTICLES
—

Els testicles són els òrgans sexuals masculins que produeixen esperma i l'hormona testosterona. Les infeccions víriques o bacterianes poden aparèixer a la sang, des d'altres zones del cos, o a través d'una infecció en el conducte que transporta el semen cap a l'exterior del testicle. El resultat és sensibilitat a la zona, inflamació, enrogiment, dolor, febre, nàusees, vòmits i presència de sang al semen. La majoria dels casos es tracten amb antibiòtics per destruir els bacteris causants de la infecció, però aquest tractament és ineficaç si la causa és vírica.

El gingebre és un remei eficaç per combatre aquestes infeccions. L'arrel conté propietats antibacterianes i antivirals que destrueixen la font de la infecció, així com propietats antiinflamatòries per reduir la inflamació. Atès que els testicles són molt sensibles, fins i tot una lesió menor pot causar molt dolor. El gingebre també és eficaç en aquest cas. Ajuda a reduir el dolor primari en els testicles i el dolor referit a l'engonal i l'abdomen. L'oli de gingebre es pot aplicar directament sobre els testicles per reduir-ne el dolor i la inflamació.

61. INTOXICACIÓ ALIMENTÀRIA
—

La intoxicació alimentària és un estat patològic causat per la ingestió d'aliments contaminats amb virus, bacteris, paràsits o les toxines que produeixen. Les nàusees, els vòmits i la diarrea poden començar tan sols unes hores després d'haver ingerit aliments contaminats o trigar fins a diverses setmanes a manifestar-se. La majoria dels casos són lleus i es resolen sols en unes hores o pocs dies. És molt important recuperar els líquids perduts per evitar la deshidratació. Si es descobreix que la causa és d'origen bacterià, el metge pot receptar antibiòtics.

La intoxicació alimentària passa factura i deixa el cos extremament fatigat i la persona en un estat d'apatia. Cal descansar, però és difícil fer-ho quan s'ha d'anar corrents al bany cada quinze minuts. Aquí és on entra en joc el gingebre. El gingebre ha demostrat ser eficaç per reduir les nàusees i els vòmits, de manera que el cos pot trobar el descans necessari i mantenir els líquids en l'organisme prou temps perquè els absorbeixi. Això contribuirà en gran manera a la recuperació. Després del seu consum, el gingebre es concentra a l'estómac i els intestins i ajuda a prevenir les contraccions intestinals, anormalment fortes i ràpides, que caracteritzen la diarrea. Això redueix els dolorosos recargolaments de tripa i ajuda a retenir líquids, cosa que ens permet descansar més fàcilment. Per últim, les propietats antibacterianes, antivirals i antiparasitàries del gingebre poden combatre de manera eficaç la font de contaminació alimentària per eliminar la malaltia de l'organisme.

62. MAL DE GOLA

El mal de gola, o faringitis, sol acompanyar-se d'irritació i picor; tot això empitjora a l'hora d'empassar. Les glàndules del coll poden inflamar-se, la veu tornar-se ronca i aparèixer petites taques blanques a les amígdales. Els principals culpables són les infeccions víriques i bacterianes, però el fum, l'aire sec i les al·lèrgies també el poden causar. Quan els teixits que recobreixen la gola s'irriten o infecten, la sang acudeix a la zona i porta amb ella cèl·lules que combaten els gèrmens. Els vasos sanguinis dels teixits s'inflamen, amb la qual cosa pressionen les terminacions nervioses i causen dolor. El mal de gola provocat per infeccions víriques sol durar de cinc a set dies i es tracta amb analgèsics. En canvi, les infeccions bacterianes, com la faringitis estreptocòccica, requereixen antibiòtics.

El gingebre es pot utilitzar per tractar els símptomes i la causa del mal de gola; redueix els nivells de prostaglandines i leucotriens que causen inflamació i el consegüent dolor provocat pels vasos sanguinis. Això fa que empassar sigui molt menys dolorós. Tossir amb mal de gola pot arribar a ser molt molest. El gingebre s'ha utilitzat per tractar la tos durant milers d'anys. En un estudi recent es van extreure polisacàrids de rizomes del gingebre i es van administrar per via oral a conillets d'Índies en dosis de 25 mil·ligrams/quilogram i 50 mil·ligrams/quilogram de pes. Ambdues dosis van inhibir significativament la tos i no es van observar signes d'addicció.[75] El gingebre també és un remei potent per combatre les infeccions de l'organisme i pot atacar eficaçment tant bacteris com virus. Prendre gingebre escurça la durada de la infecció i ajuda el sistema immunitari a destruir els gèrmens. En el cas d'algunes infeccions bacterianes que requereixen antibiòtics, el gingebre pot complementar-se amb aquests últims per augmentar-ne l'efectivitat.

63. MAL DE QUEIXAL
—

Un dolor agut o punyent en una peça dental o a prop d'aquesta és, mai millor dit, com un mal de queixal. Pot ser constant o aparèixer només quan s'exerceix pressió sobre la dent, i sol deure's a la irritació de la seva arrel nerviosa. De vegades es produeix una inflamació al voltant de la peça i s'acompanya de mal de cap. Algunes de les causes són càries, empastaments danyats, genives infectades, traumatismes a la peça dental o bruxisme. Sovint cal anar al dentista per solucionar-ho. Per calmar temporalment el dolor i la inflamació s'utilitzen analgèsics.

Una alternativa a aquests medicaments com l'ibuprofèn o el paracetamol és el gingebre, que es pot utilitzar per alleujar immediatament el dolor sense efectes secundaris. Conté potents substàncies antiinflamatòries i proporciona alleujament en inhibir les prostaglandines que causen la inflamació i que comprimeixen el nervi de la peça dental i causen dolor. S'ha demostrat que, com a analgèsic, és fins i tot tan eficaç com l'ibuprofèn.[76] S'han realitzat diversos assajos clínics amb cegament doble que també demostren l'efecte analgèsic del gingebre.[77,78] Una dent o queixal adolorits poden trobar alleujament ben de pressa gràcies a les potents propietats del gingebre. De fet, s'ha utilitzat com a remei casolà durant generacions. El gingebre fresc pot fregar-se a les genives o utilitzar-se, en forma de te, per glopejar.

64. MAREIG EN VIATGES

Gairebé tothom ha experimentat en algun moment de la seva vida marejar-se durant un viatge. També passa als parcs d'atraccions, quan de sobte els moviments de dalt a baix, d'un costat a l'altre, circulars i bruscos poden provocar marejos intensos, suor freda, nàusees i vòmits. Aquesta sensació pot produir-se durant qualsevol mena de viatge o moviment, inclosos els viatges en avió, vaixell, cotxe o tren. Passa quan els senyals rebuts dels ulls, el cos i l'orella interna envien missatges contradictoris al cervell. Sovint es prescriuen medicaments en forma de pastilles o pegats, però poden causar somnolència, sequedat de boca, visió borrosa i desorientació.

El gingebre es prescriu habitualment per al mareig i s'ha comprovat que és fins i tot més eficaç que la Biodramina a l'hora de calmar les nàusees.[79] Un assaig amb vuitanta mariners propensos al mareig va mostrar que els que van prendre 1.000 mil·ligrams (mitja culleradeta) de gingebre en pols van tenir menys vòmits i menys suor freda en comparació amb els que van prendre un placebo. També es va observar una reducció dels símptomes de nàusees i vertigen, tot i que no va ser estadísticament significativa.[80] En un altre estudi es va tractar els subjectes amb 1.000 o 2.000 mil·ligrams (entre mitja culleradeta i una) de gingebre abans d'induir-los diversos estímuls per provocar-los nàusees. Els participants van experimentar una reducció significativa de les nàusees, de l'activitat elèctrica de l'estómac i de l'hormona que les provoca.[81] Aquest estudi demostra com actua el gingebre en l'organisme per contrarestar el mareig. En definitiva, el gingebre pot utilitzar-se abans de viatjar per prevenir el mareig o com a tractament de les nàusees, si ja es pateixen les molèsties del mareig.

65. MASTITIS

La mastitis és una infecció dolorosa del teixit mamari que sol afectar les mares que alleten els seus fills, tot i que també s'ha donat en dones que no alletaven. Sol aparèixer durant els tres primers mesos de lactància i, en general, en un sol pit. Si la llet no es buida completament dels conductes lactis durant la lactància, pot obstruir el conducte, fent que la llet s'estanqui i es converteixi en un caldo de cultiu propici perquè s'hi reprodueixin els bacteris. Els bacteris de la pell de la mare o de la boca del nadó també poden penetrar en els conductes galactòfors i provocar una infecció. Els símptomes de la mastitis poden aparèixer ràpidament i causar dolor, inflamació, sensibilitat, calor, enrogiment i febre. Com que es tracta d'una infecció bacteriana, es prescriu un tractament amb antibiòtics. Sovint s'utilitzen analgèsics juntament amb els antibiòtics.

A diferència d'altres grups ètnics que viuen a la regió, les dones kry (grup esmentat anteriorment) alleten els seus nadons immediatament després del part, igual que moltes dones en la nostra cultura. No és estrany, doncs, que de vegades les mares kry pateixin mastitis. No tenen accés als nostres antibiòtics i analgèsics, però han ideat una forma eficaç de superar aquesta infecció. Fan un cataplasma amb les fulles de la planta del gingebre i se l'apliquen als pits per millorar el flux de llet i reduir el dolor i la inflamació.[82] Això dona suport als estudis que han demostrat les propietats antiinflamatòries i analgèsiques del gingebre. De fet, el gingebre s'hauria de considerar una alternativa als fàrmacs antiinflamatoris, ja que s'ha demostrat que és tan eficaç com l'ibuprofèn per reduir la inflamació.[83] El gingebre també té propietats antibacterianes per combatre la infecció, alhora que no combat els bacteris bons a l'intestí que necessitem per mantenir un tracte digestiu sa. En canvi, els antibiòtics destrueixen els bacteris útils de l'intestí i l'organisme pot trigar un cert temps a recuperar-se.

66. METABOLISME LENT

—

Les reaccions químiques de l'organisme converteixen tot el que es consumeix en nutrients per mantenir la bona salut i el correcte funcionament de les cèl·lules de tot el cos. Algunes d'aquestes reaccions descomponen compostos per utilitzar-los com a energia. Altres reaccions creen compostos que les cèl·lules utilitzen per dur a terme la seva feina i per fer créixer i reparar els teixits. Moltes de les vitamines i minerals del gingebre exerceixen un paper crucial en l'impuls del metabolisme. Actuen com a enzims que acceleren les reaccions necessàries per produir l'energia indispensable per a les funcions de l'organisme. Sense aquests enzims, les reaccions serien massa lentes o s'aturarien per complet, provocant un metabolisme lent, cosa que acabaria repercutint en la salut.

Hi ha moltes raons que expliquen el metabolisme lent. Amb l'edat, la massa muscular disminueix i el greix representa més pes corporal. Els músculs cremen més energia que greix. En general, les dones tenen un percentatge més alt de greix que els homes, per la qual cosa el seu metabolisme tendeix a ser més lent. Les persones que segueixen una dieta poden restringir massa les seves calories, cosa que provoca un alentiment del metabolisme per conservar energia. Algunes afeccions, com una tiroide poc activa o la diabetis, estan associades al metabolisme lent, mentre que certs medicaments i la genètica també hi influeixen.

El gingebre és una substància que estimula el metabolisme i pot augmentar l'eliminació de greix per produir calor, un procés anomenat termogènesi. El consum d'aliments que estimulen la producció de calor pot accelerar el metabolisme fins a un 5% i el potencial d'eliminació de greixos fins a un 16%.[84] En un estudi, els homes que van consumir 2.000 mil·ligrams (una culleradeta) de gingebre en pols a l'esmorzar van mostrar una termogènesi més alta i van declarar sentir menys gana al cap de tres hores, en comparació amb els que no els van consumir.[85] Es va demostrar que el compost 6-gingerol és l'agent termogènic més potent del gingebre.[86] Així doncs, menjar aliments amb gingebre, i altres de picants, pot accelerar el metabolisme lent i ajudar el cos a cremar combustible.

67. NÀUSEES DESPRÉS D'UNA CIRURGIA

—

Les nàusees postoperatòries poden aparèixer entre vint-i-quatre i quaranta-vuit hores després de la intervenció i anar acompanyades d'arcades i vòmits. Les sol causar l'anestèsia administrada, que és necessària per proporcionar un alleujament temporal del dolor, relaxació muscular i inconsciència. Les nàusees no només causen un malestar extrem, sinó que també poden augmentar el temps d'estada a l'hospital i provocar, en alguns casos, el reingrés del pacient. Gairebé totes les persones han tingut la desgràcia de patir nàusees en algun moment de la seva vida i saben fins a quin punt afecta la seva capacitat per mantenir una rutina diària normal.

En un estudi, la presa abans d'una intervenció de 1.000 mil·ligrams (mitja culleradeta) de gingebre va reduir les nàusees i els episodis de vòmits en pacients després d'una operació quirúrgica ginecològica sense que es notifiquessin efectes secundaris.[87,88] Aquests beneficis es van produir en diverses intervencions quirúrgiques en les quals els investigadors van estudiar el potencial antiemètic postoperatori del gingebre.[89] El gingebre no s'ha de prendre per via oral per tenir efecte sobre les nàusees. Un anestesista va estudiar si un 5% d'oli de gingebre aplicat sobre la pell abans de la cirurgia milloraria les nàusees i els vòmits postoperatoris. Es va descobrir que el 80% dels pacients que es van sotmetre a l'aplicació tòpica de gingebre no van experimentar nàusees, en comparació amb el 50% dels pacients que no van rebre l'oli de gingebre. Ambdós grups van ser tractats també amb teràpies convencionals.[90] No hi ha dubte que prendre gingebre abans de la cirurgia pot ajudar a prevenir o reduir les nàusees de l'anestèsia. Això pot fer que el pacient es recuperi molt més ràpid i millorar l'experiència quirúrgica en general.

68. NÀUSEES MATUTINES DE L'EMBARÀS
—

Les nàusees matutines durant l'embaràs, que poden acabar amb vòmits, són causades amb probabilitat per canvis hormonals en l'organisme. Són més freqüents en el primer trimestre, però poden persistir durant tota la gestació i afectar la dona no només al matí, sinó durant tot el dia. La majoria dels casos de nàusees matutines no necessiten tractament, però, si realment molesten la mare, el metge pot receptar-li injeccions de vitamina B6, antihistamínics o medicaments específics contra les nàusees.

Sovint es recomana a les dones que beguin gínger (*ginger ale*) per calmar l'estómac i reduir les nàusees. Seria un bon consell si aquesta beguda, en la seva versió comercialitzada, contingués gingebre. No obstant això, la majoria de les marques no en contenen, sinó que utilitzen aromatitzants de gingebre, que, òbviament, no aporten cap dels beneficis del gingebre.

En el seu lloc, el te de gingebre fet amb gingebre tot just tallat proporcionarà un remei contra les nàusees. Per sort per a les mares, el gingebre s'ha estudiat àmpliament en dones embarassades i ha resultat ser molt eficaç i segur. Un estudi va demostrar que 500 mil·ligrams (un quart de culleradeta) d'extracte de gingebre en pols reduïen significativament les nàusees. No es va observar cap efecte sobre el pes del nadó en néixer, l'edat gestacional o la freqüència d'anomalies congènites.[91] Un altre estudi va demostrar que 1.000 mil·ligrams (mitja culleradeta) de gingebre al dia reduïen significativament les nàusees i els vòmits en dones embarassades[92] i fins i tot eren tan eficaços com el dimenhidrinat per a les nàusees, però sense els seus efectes secundaris.[93] Malgrat la seva seguretat demostrada, sempre és aconsellable consultar el metge abans de prendre qualsevol medicament durant l'embaràs, i el gingebre no n'és cap excepció.

69. NÀUSEES PEL TRACTAMENT DEL VIH/SIDA

—

La sida és causada pel VIH, el virus de la immunodeficiència humana, que debilita el sistema immunitari de la persona que el pateix i la seva capacitat per combatre les infeccions. Les relacions sexuals sense protecció i l'ús compartit d'agulles són les formes més comunes de transmissió del virus. No hi ha cura, però el tractament amb antiretrovirals alenteix la progressió de la malaltia i ajuda a prevenir infeccions secundàries. Tot i que hi ha diverses opcions de tractament, gairebé tots els medicaments contra el VIH provoquen nàusees i vòmits. Pot ser difícil seguir un tractament que produeix nàusees, encara que només sigui durant unes setmanes.

S'ha demostrat que el gingebre redueix les nàusees i els vòmits provocats pel mareig, l'embaràs i la quimioteràpia. Una investigació recent ha demostrat l'eficàcia del gingebre per combatre les nàusees en els tractaments retrovirals administrats a pacients amb VIH. En l'estudi, pacients infectats pel VIH van prendre 500 mil·ligrams (un quart de culleradeta) de gingebre dues vegades al dia, trenta minuts abans de la dosi de l'antiretroviral. Tant les nàusees com els vòmits es van reduir al llarg dels catorze dies de tractament.[94] La suplementació amb gingebre disminueix les molèsties de les nàusees provocades pel tractament antiretroviral, cosa que ben segur anima els pacients a continuar amb la seva teràpia.

70. NÀUSEES PER QUIMIOTERÀPIA

La quimioteràpia és un tipus de tractament contra el càncer que utilitza un o diversos fàrmacs per destruir les cèl·lules canceroses de creixement ràpid. La teràpia sol provocar nàusees i vòmits en els pacients, depenent dels fàrmacs que es rebin, les dosis i si s'acompanya d'altres teràpies, com la radioteràpia. L'estrès i l'ansietat poden augmentar el risc de nàusees, que, un cop iniciades, són difícils de controlar. Això se suma a la fatiga del pacient i és la raó per la qual els metges recepten medicaments contra les nàusees per prevenir-les abans que comencin. Hi ha una àmplia gamma de fàrmacs molt eficaços al respecte. En l'actualitat, la quimioteràpia pot realitzar-se en règim ambulatori, la qual cosa permet als pacients continuar amb la seva vida normal durant el tractament. Tot i que els distints fàrmacs provoquen diferents efectes secundaris, els més comuns són diarrea, restrenyiment, mal de cap, dolor estomacal i muscular, llagues a la boca i canvis en les capacitats cognitives.

Els pacients de càncer sotmesos a quimioteràpia solen sentir ansietat pels resultats i se senten físicament i emocionalment esgotats. Les nàusees són molt freqüents en aquest tractament i poden aparèixer fins i tot quan s'administren medicaments per combatre-les. Prevenir-les per endavant contribueix en gran manera a millorar la qualitat de vida del pacient. Se sap que el gingebre redueix tant les nàusees com els vòmits i pot constituir una mesura preventiva útil per als pacients. Té pocs efectes secundaris, o cap, però és aconsellable consultar amb un metge per assegurar-se que no hi haurà possibles interaccions amb altres medicaments que s'estiguin prenent. Els estudis han confirmat el paper del gingebre en pacients de quimioteràpia quan s'utilitza juntament amb medicaments contra les nàusees. En un assaig amb cegament doble es van provar tres dosis de gingebre davant un placebo en pacients que també prenien un fàrmac contra les nàusees. L'administració de suplements de gingebre va començar tres dies abans del tractament de quimioteràpia i va continuar durant un total de sis dies. Totes les dosis de gingebre van reduir significativament les nàusees el primer dia de quimioteràpia, sent les més eficaces les de 500 mil·ligrams i 1.000 mil·ligrams (entre un quart i mitja culleradeta) de gingebre.[95] Aquestes dades estan fonamentades per un altre assaig amb cegament doble en què les càpsules de pols d'arrel de gingebre van resultar eficaces per reduir les nàusees en pacients de quimioteràpia, tant nens com adults, que també van rebre ondansetró i dexametasona, dos fàrmacs administrats amb el mateix objectiu.[96] El gingebre pot utilitzar-se juntament amb la medicació convencional per reduir encara més les nàusees i fer que el pacient se senti més còmode.

El gingebre també té efectes gastroprotectors i pot alleujar la diarrea i el restrenyiment en calmar els músculs de les parets intestinals, reduir els recargolaments de tripes i millorar el transport d'aliments a través del sistema digestiu. El gingebre conté potents substàncies antiinflamatòries i ajuda a alleujar el mal de cap i les migranyes en inhibir les prostaglandines que causen inflamació i el conseqüent dolor en els vasos sanguinis del cervell. També se sap que augmenta la concentració, la pèrdua de la qual és un altre possible efecte secundari de la quimioteràpia.

71. OTITIS EXTERNA

L'aigua que es queda a l'orella després de nedar pot causar una infecció a l'interior del conducte auditiu extern. Aquest ambient càlid i humit és el brou de cultiu perfecte per als bacteris que solen trobar-se a l'aigua, que envaeixen fàcilment la pell i es multipliquen. La infecció provoca picor i enrogiment, que poden intensificar-se fins a causar dolor intens a l'orella i el seu voltant, secreció de pus, febre i obstrucció parcial o total del conducte auditiu extern. Per aturar la infecció, els metges solen receptar antibiòtics i gotes per a les orelles que contenen antibiòtics i esteroides. També es recomana prendre analgèsics, com l'ibuprofèn.

El gingebre pot alleujar tots els símptomes de l'otitis externa i fins i tot destruir els bacteris causants de la infecció. Conté potents substàncies antiinflamatòries que ajuden a reduir la inflamació i l'enrogiment en inhibir les prostaglandines, que causen la inflamació. Això permet als teixits alleujar la pressió sobre els nervis i eliminar qualsevol dolor. Fins i tot s'ha descobert que el gingebre és tan eficaç com l'ibuprofèn com a analgèsic.[97] També conté agents antibacterians que destrueixen la font de la infecció perquè els teixits de l'orella puguin recuperar-se.

REMEI PER A L'OTITIS EXTERNA
- 1 culleradeta de gingebre fresc
- 2 cullerades d'oli d'oliva

1. Pica el gingebre fresc i posa'l en oli d'oliva.
2. Escalfa-ho a poc a poc, al bany maria, durant vint minuts. Els olis essencials del gingebre passaran a l'oli d'oliva amb els seus principis actius.
3. Retira el gingebre de l'oli. Estira't de costat, de manera que l'orella infectada quedi cap amunt. Amb un comptagotes, fica't dues o tres gotes a l'orella. Queda't ajagut durant uns minuts. Tingues a prop un mocador per netejar l'oli que surti de l'orella en tornar a posar-te dempeus.

72. PÈRDUA DE PES
—

Quan el cos acumula massa greix corporal, augmenta el risc de patir problemes de salut, com diabetis, cardiopaties i certs tipus de càncer. Perdre pes millora o prevé qualsevol afecció relacionada. El greix s'acumula al cos quan s'ingereixen més calories de les que es cremen. L'organisme emmagatzema aquest excés de calories en forma de greix. Fer exercici i seguir una dieta sana, amb una ingesta calòrica adequada, ajuda a cremar el greix emmagatzemat i a reduir el pes corporal.

Una forma relativament fàcil d'augmentar la potencial eliminació de greixos de l'organisme és ingerint gingebre, que és un aliment termogènic, cosa que significa que crema les calories dels aliments nouvinguts i les converteix en calor. El consum d'aliments que estimulen el cos a produir calor augmenta el metabolisme fins a un 5% i la potencial eliminació de greixos fins a un 16%.[98] En un estudi, els homes que van consumir 2.000 mil·ligrams (una culleradeta) de gingebre en pols a l'esmorzar van mostrar una termogènesi més gran i van declarar que sentien menys gana al cap de tres hores en comparació amb els que no en van consumir.[99] Sentir-se saciat durant més temps evita picar entre hores i, per tant, el consum de calories addicionals. D'aquesta manera, el gingebre exerceix un paper en el control del pes.

Durant el procés de pèrdua de pes, les persones sovint informen que arriben a un punt d'estancament en què ja no es veuen capaços de continuar avançant, malgrat els continus esforços amb l'exercici i la dieta. Això passa perquè el metabolisme s'alenteix amb el temps. El gingebre pot contrarestar aquesta disminució del metabolisme. Els gingerols i shogaols del gingebre activen un compost que augmenta la secreció d'adrenalina.[100] L'adrenalina augmenta la circulació de la sang al cos i l'entrada d'oxigen als pulmons. Una quantitat extra d'oxigen es bomba per tot el cos i augmenten els nivells d'energia en cremar glucosa. Igual que l'eliminació de greixos, la supressió de glucosa consumeix calories i ajuda a perdre pes. El gingebre pot augmentar el metabolisme, cosa que permet a l'organisme cremar calories de forma eficaç descomponent greixos, hidrats de carboni i proteïnes i convertint els aliments en energia.

73. RESTRENYIMENT

El restrenyiment consisteix en evacuacions poc freqüents o dificultat per defecar. És molt habitual i pot ser ocasional o crònic. El restrenyiment ocasional és de curta durada, mentre que el crònic consisteix a defecar menys de tres vegades per setmana durant almenys tres mesos. Quan les femtes es mouen amb massa lentitud pel tub digestiu, s'endureixen i assequen. Són més difícils d'evacuar i es té la sensació de no poder anar de ventre. Se sap que augmentar la ingesta de fibra i líquids i practicar exercici ajuda a augmentar la motilitat gàstrica. Si això no funciona, es pot recórrer a laxants i altres medicaments que faciliten l'aportació d'aigua als intestins. No obstant això, els efectes secundaris d'aquests fàrmacs inclouen inflor, gasos, diarrea, nàusees, vòmits i dolor rectal.

L'arrel de gingebre s'utilitza des de fa molt de temps com a remei gastrointestinal. S'ha demostrat que millora el transport del menjar a través del sistema intestinal de ratolins alimentats tant amb extracte de gingebre complet com amb compostos aïllats de l'arrel.[61] Aquest efecte el va confirmar un altre estudi que va mostrar un augment de la velocitat de buidatge gàstric en rates quan prenien gingebre una hora abans de dinar.[62] Això és significatiu per als que pateixen de restrenyiment i volen optar per una forma natural d'estimular el seu sistema digestiu i moure el menjar a través de l'organisme per a la seva eliminació.

74. SÍNDROME DE L'INTESTÍ IRRITABLE

La síndrome de l'intestí irritable (SII) és un trastorn freqüent del còlon. Es produeix quan els músculs de l'intestí es contreuen amb més força o durant més temps del normal, o quan les contraccions són febles en excés, cosa que alenteix la progressió dels aliments per l'organisme. Les anomalies de la part del sistema nerviós present al còlon també en poden ser responsables. No obstant això, la SII no provoca canvis en el teixit intestinal i no augmenta el risc de càncer, com sí que ho fan la malaltia de Crohn i la colitis ulcerosa. No obstant això, afecta la qualitat de vida perquè l'aparició dels símptomes pot ser imprevisible i produir-se en moments inoportuns, cosa que causa estrès a qui la pateix. El dolor abdominal i els recargolaments de tripa solen ser els primers signes que l'intestí està actuant. Sovint, a continuació apareix diarrea o restrenyiment, amb l'expulsió de gasos excessius i, de vegades, mucositat a les femtes. No és infreqüent que s'alternin episodis de diarrea i restrenyiment. La SII és crònica i no es pot curar, però els símptomes solen desaparèixer durant períodes de temps, cosa que proporciona a la persona un cert alleujament. No se sap què causa la patologia, ja que cada persona té el seu propi conjunt de desencadenants que poden fer que apareguin els símptomes. Els desencadenants més comuns són determinats aliments, l'estrès, les hormones i altres malalties gastrointestinals. Atès que se'n desconeix la causa, es recomanen canvis en l'estil de vida per controlar l'afecció. Es recomana aprendre a evitar els aliments que la desencadenen, reduir l'estrès i prendre probiòtics. Els medicaments receptats pel metge, com els antiespasmòdics, antidepressius i antibiòtics, poden tractar els símptomes de la SII, però també causar altres trastorns gastrointestinals, augment de pes, fatiga, visió borrosa, mals de cap, etc.

El gingebre s'utilitza des de fa segles per tractar els trastorns gastrointestinals. És una forma fàcil d'alleujar els símptomes de la SII sense haver de seguir una medicació convencional. Un estudi clínic aleatoritzat va provar una barreja d'herbes que contenia gingebre i dues altres herbes davant la mebeverina, un medicament comunament receptat per a aquest trastorn. Després de vuit setmanes de tractament, la barreja d'herbes amb gingebre va resultar tan eficaç com la mebeverina per reduir-ne els símptomes. No es van registrar efectes adversos.[101] El gingebre s'ocupa dels recargolaments de tripes en alleujar els músculs intestinals i reduir la gravetat dels espasmes musculars. També disminueix la inflamació intestinal[102] i alleuja el dolor, cosa que ajuda a mitigar-ne les molèsties. Accelera, així mateix, el moviment dels aliments a través de l'estómac augmentant les contraccions musculars que els porten a l'intestí prim.[103,104] Això és important perquè els aliments que es queden massa temps a l'estómac poden fermentar, cosa que provoca gasos. Per tant, el gingebre no només redueix la possibilitat d'un excés de gasos, sinó que també desplaça els ja presents a través del sistema digestiu per a una expulsió més ràpida. Així s'alleuja la sensació d'inflor i dolor.

75. TOS

La tos és la reacció de l'organisme a la irritació de les vies respiratòries o un acte reflex per eliminar la mucositat i els cossos estranys dels pulmons i les vies respiratòries superiors. El fum, la pols, les al·lèrgies, l'asma, alguns medicaments, els broncoespasmes o un objecte inhalat provoquen tos seca. La tos humida es produeix quan la mucositat drena per la part posterior de la gola des dels sins paranasals o puja per les vies respiratòries des dels pulmons. Les infeccions, els virus, les malalties pulmonars, el degoteig postnasal i el tabac poden provocar tos humida. La gent sol comprar medicaments expectorants per acabar amb la congestió i antitussígens per intentar aturar la tos. Aquests medicaments poden crear addicció i provocar marejos, somnolència, nàusees i vòmits, fins i tot en les dosis recomanades. Per la seva banda, el gingebre s'utilitza des de fa milers d'anys per combatre la tos.

En un estudi recent es van extreure polisacàrids (hidrats de carboni de cadena llarga) de rizomes de gingebre i es van administrar per via oral a conillets d'Índies. Es va produir una reducció significativa de la tos i no es van observar signes d'addicció.[105] També se sap que el gingebre descompon i elimina la mucositat de les vies respiratòries, cosa que alleuja algunes formes de tos. El Centre Mèdic de la Universitat de Maryland suggereix afegir una gota d'oli de gingebre o unes rodanxes de l'arrel a un bol amb aigua molt calenta i inhalar-ne profundament i lentament el vapor, amb cura de no cremar les fosses nasals. Beure te de gingebre diverses vegades al dia també aporta beneficis. La combinació de gingebre fresc ratllat, suc de llimona acabada d'esprémer i mel en una beguda suposa un calmant molt recomanable per alleujar la tos i el mal de gola, així com la congestió.

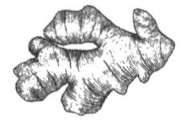

GESTIÓ DEL BENESTAR

76. ABSORCIÓ DE NUTRIENTS

Per gaudir d'una salut òptima, es recomana seguir una dieta rica en proteïnes magres, hidrats de carboni complexos, greixos bons, vitamines i minerals. Si el cos no absorbeix bé aquests nutrients, els esforços per mantenir una dieta sana seran estèrils. És vital que el cos rebi nutrients que li proporcionin l'energia necessària per funcionar de manera correcta. Es necessiten diferents quantitats de cada nutrient i alguns s'absorbeixen més fàcilment que d'altres. Si es pateixen problemes digestius, l'absorció dels nutrients pot no ser òptima i la salut general es veurà compromesa.

L'arrel de gingebre s'utilitza des de fa molt de temps com a suport al sistema gastrointestinal. Després del seu consum, el gingebre es concentra a l'estómac i els intestins, on exerceix nombrosos efectes beneficiosos. El gingebre estimula les contraccions musculars de l'estómac,[106] millora el transport dels aliments a través del sistema digestiu[107] i augmenta la velocitat de buidatge gàstric quan es pren una hora abans de menjar.[108] Als intestins, el gingebre estimula l'activitat enzimàtica per descompondre els aliments i millora l'absorció de nutrients i aigua d'aquests.

Les vitamines B del gingebre intervenen en la formació d'àcid clorhídric, la substància que descompon els aliments en l'estómac. Amb l'edat, els nivells d'aquest àcid disminueixen i els aliments no es digereixen tan bé. Si aquests no es descomponen de la manera adequada, són massa complexos per travessar les parets intestinals i passar a la sang, des d'on es transporten a les cèl·lules per al seu ús. En el seu lloc, s'eliminen amb tots els nutrients que contenen. Les vitamines del grup B són essencials per descompondre els hidrats de carboni, els greixos i les proteïnes de manera que puguin travessar la paret intestinal. El gingebre contribueix als processos digestius físics i químics i augmenta el potencial d'absorció dels nutrients perquè estiguin disponibles per a l'organisme.

77. CONCENTRACIÓ

La concentració és la capacitat de mantenir la ment focalitzada en una activitat durant el temps desitjat. Sembla que algunes persones són capaces de concentrar-se en una tasca durant diverses hores, mentre que a d'altres els costa mantenir aquest estat més enllà d'uns pocs minuts. Algunes afeccions mèdiques interfereixen en la capacitat de concentració, igual que els problemes psicològics i cognitius. La falta de concentració pot ser un símptoma d'alguna cosa més, per la qual cosa és important anar a un professional qualificat si se sospita que hi ha una raó subjacent. Moltes persones semblen perdre la concentració a mesura que envelleixen i tendeixen a avorrir-se, distreure's o perdre's entre somieigs. Cada vegada més estudis científics apunten a dues regions dels lòbuls frontals del cervell que, amb l'edat, es veuen afectades i, amb això, disminueix la capacitat de concentració. Aquest canvi comença en l'edat adulta i s'accentua en els ancians.[109] Un estudi amb dones en edat adulta va demostrar que ingerir 400 mil·ligrams o 800 mil·ligrams (una o dues cinquenes parts d'una culleradeta) de gingebre al dia durant dos mesos millorava la funció cognitiva respecte al placebo.[110] El gingebre és eficaç pels seus antioxidants, que impedeixen que els radicals lliures del cervell oxidin altres molècules. Això prevé l'envelliment prematur, el dany i el deteriorament de la funció de les cèl·lules. El gingebre és especialment efectiu per mantenir la integritat dels teixits cerebrals, ja que el cervell utilitza fins al 25% de l'oxigen de l'organisme i corre més risc de patir danys oxidatius.

78. ELIMINACIÓ DE TOXINES

Hi ha tot un seguit de toxines que poden afectar l'organisme. Són substàncies verinoses que afavoreixen les infeccions i les malalties en danyar les cèl·lules i alterar el funcionament dels teixits. Les toxines poden ingerir-se amb els aliments, absorbir-se a través de la pell o inhalar-se. Si les toxines són patògenes, el gingebre pot utilitzar-se per aturar la seva propagació per l'organisme. El gingebre és un conegut agent antiviral, antibacterià i antifúngic, i pot ajudar l'organisme a desfer-se d'aquestes toxines impedint que s'adhereixin a les cèl·lules i causin infeccions. També ajuda el cos a transpirar per netejar les toxines del sistema més ràpidament. Per a això, augmenta la crema de greixos per produir calor, un procés anomenat «termogènesi». El compost 6-gingerol del gingebre és un potent agent termogènic.[111] El sistema immunitari és la defensa de l'organisme contra les toxines. I la vitamina C del gingebre l'estimula, reforçant-lo en la recerca i destrucció de les toxines que ja es troben en l'organisme.

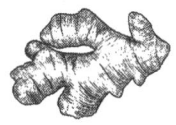

79. ENERGIA
—

Tothom té moments de cansament durant el dia que li fan desitjar fer una becaina ràpida al sofà, però, en lloc d'això, molts recorren a begudes amb cafeïna per eixorivir-se. Una combinació de factors pot conduir a la falta d'energia. Els més comuns són la falta de son, la mala alimentació, l'estrès i la depressió. Ocupar-se de l'origen d'allò que ens resta energia és un bon primer pas per tal de donar al cos el que necessita per funcionar correctament i proporcionar-li prou energia per sobreviure feliçment al dia. Anar a dormir més d'hora, reduir els greixos saturats i el sucre, combatre l'estrès o fer teràpia són maneres d'aconseguir-ho. Per animar-te encara més, pren una mica de gingebre cada dia.

El gingebre activa el metabolisme per permetre que el cos cremi calories de forma eficient descomponent greixos, carbohidrats i proteïnes i convertint els aliments en energia. Els gingerols i shogaols del gingebre activen un compost que augmenta la secreció d'adrenalina.[112] L'adrenalina augmenta la circulació de la sang al cos i l'entrada d'oxigen als pulmons. L'oxigen extra es bomba per tot el cos i eleva els nivells d'energia en cremar glucosa.

El gingebre és un aliment termogènic, cosa que significa que crema les calories dels aliments acabats d'ingerir i les converteix en calor. El consum d'aliments que estimulen el cos a produir calor incideixen en l'acceleració del metabolisme fins a un 5%.[113] I, com s'ha assenyalat anteriorment, un augment del metabolisme subministra més energia. A més, estimular el cos perquè produeixi calor fomenta la sudoració, que elimina les toxines, les quals són perjudicials i poden restar una part de l'energia, que es farà servir per fer-hi front, provocant fatiga. Els homes que van consumir 2.000 mil·ligrams (una culleradeta) diaris de gingebre en pols a l'esmorzar van mostrar una termogènesi més elevada i van declarar sentir menys gana al cap de tres hores, en comparació amb els que no el van consumir.[114] El gingebre manté l'energia durant més temps sense haver de tornar a ingerir tan ràpidament.

Si la depressió està causant fatiga, el gingebre també hi pot ajudar. El geraniol que es troba en l'oli essencial de gingebre té un efecte antidepressiu.[115] Un altre compost del gingebre, la deshidrozingerona, té potents efectes antidepressius a través d'importants substàncies químiques del cervell que actuen com a hormones i neurotransmissors.[116] El gingebre és molt segur i no crea addicció. És una molt bona alternativa als antidepressius, sovint massa utilitzats. Una manera senzilla de recarregar les piles amb el gingebre és aplicar unes gotes del seu oli en un cotó i inhalar-lo de cop.

80. FORÇA

La quantitat de pes que una persona pot aixecar, empènyer o arrossegar és determinada per la força muscular. Moltes persones fan entrenament de força per augmentar la massa muscular i enfortir-se. L'aixecament de pesos o l'entrenament de resistència amb el pes corporal ajuden a aconseguir-ho. Aquesta forma d'entrenament trenca els músculs i, durant la reparació, es produeix un nou i més gran creixement del teixit muscular. Segons sembla, els músculs augmenten de mida per protegir el cos de futures tensions.

Els esquinçaments microscòpics en les fibres musculars poden causar inflamació i dolor. El gingebre ha demostrat la seva eficàcia en el tractament d'aquest tipus de dolor. En un estudi, els individus que van consumir 2.000 mil·ligrams (una culleradeta) de gingebre durant onze dies abans de practicar exercici, cosa que previsiblement els comportaria dolor muscular, van observar reduccions de moderades a grans en la intensitat del seu dolor.[117] Aquest fet es deu, almenys en part, a la capacitat del gingebre per reduir les prostaglandines i els leucotriens, que estan associats amb el dolor i la inflamació. Això escurça el temps de recuperació, de manera que el programa d'entrenament de força es pot reprendre abans del previst.

Sembla que els suplements de gingebre també poden potenciar els efectes de l'entrenament de força. Això es va demostrar en un estudi en el qual un grup d'homes va rebre 1.000 mil·ligrams (mitja culleradeta) de gingebre al dia i va fer exercicis d'entrenament de força, mentre que un altre grup d'homes va dur a terme els mateixos exercicis sense suplement. Al cap de deu setmanes, es va comprovar que ambdós grups havien augmentat la seva massa muscular i havien disminuït el greix corporal. No obstant això, el grup que va prendre suplements de gingebre va obtenir millors resultats.[118] El gingebre ajuda a millorar la força física reduint el dolor i la inflamació muscular durant el procés d'entrenament i ajudant a potenciar-ne els efectes.

81. INTERPRETACIÓ VOCAL

Els cantants necessiten mantenir la veu en òptimes condicions per poder actuar de manera continuada. Els qui solen parlar en públic també coneixen la importància de cuidar la veu si volen transmetre els seus missatges o coneixements a sales de conferències plenes de gom a gom. La veu es pot veure afectada pel fum, la mala qualitat de l'aire, l'ús excessiu de les cordes vocals, les al·lèrgies o les infeccions. El gingebre s'ha considerat durant molt de temps un remei casolà eficaç per als problemes vocals i molts artistes l'utilitzen avui dia. Té la capacitat de reduir els nivells de prostaglandines i leucotriens al cos, que causen inflamació i el conseqüent dolor dels nervis de les cordes vocals. Això retorna la veu a la normalitat.

Si la irritació procedeix d'un virus o un bacteri, el gingebre és un remei eficaç per eliminar les infeccions d'aquest tipus. Ajuda el sistema immunitari a destruir els gèrmens més de pressa i permet que els teixits vocals cicatritzin. El gingebre també té propietats de termogènesi i pot augmentar el flux sanguini a la zona. Això millora el to i la flexibilitat vocal. Beure te de gingebre manté sa el teixit de les cordes vocals i proporciona hidratació per diluir qualsevol flegma que en pugui impedir el correcte ús. Abans d'anar al karaoke amb els amics, pren un glopet de te de gingebre i les cordes vocals estaran en plena forma.

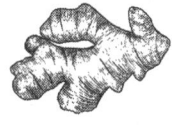

CAPÍTOL 3

PER ALS QUE TENEN CURA DEL SEU ASPECTE

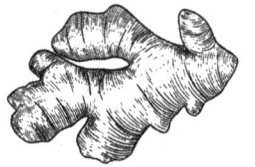

UNA PELL BONICA

82. ACNE

Tenir una pell bonica aporta confiança: s'afronten millor les pors, s'assumeixen més riscos i s'assoleixen metes. Despertar-se el matí en què es farà una gran presentació davant d'un centenar de persones i veure que l'acne s'ha estès per la barbeta pot fer que et sentis cohibit, ansiós o fins i tot deprimit. L'acne és una afecció de la pell que produeix grans, barbs, punts blancs, petits quists, nòduls i pàpules. Sol aparèixer a la cara, però també ho pot fer al coll, el pit, l'esquena, la part superior dels braços, les espatlles i les natges. És un dels problemes cutanis més comuns. Es produeix quan les cèl·lules mortes de la pell s'adhereixen al seu (greix) i queden atrapades a l'interior dels porus. Els bacteris que viuen a la pell de vegades poden quedar atrapats aquí, amb les cèl·lules mortes. Això proporciona un caldo de cultiu perfecte que fa que es multipliquin ràpidament. La pell s'inflama. Si l'acne penetra més profundament en la pell, es forma un nòdul o petit quist. Normalment, l'acne apareix en adolescents i adults joves, però pot afectar qualsevol, fins i tot els nadons. De vegades deixa cicatrius i taques fosques. L'acne lleu pot tractar-se amb productes de venda lliure que contenen peròxid de benzoïl o àcid salicílic. En aquests casos, triga entre quatre i vuit setmanes a desaparèixer. Per obtenir millors resultats, un dermatòleg ha de tractar els casos més greus. Els especialistes recepten tractaments tòpics, tractaments corporals complets amb antibiòtics o procediments amb làser, llums de diversos tipus o productes químics.

El gingebre comporta una sèrie de beneficis que ajuden a mantenir la pell neta, suau i sense acne. Redueix els nivells de prostaglandines i leucotriens que causen inflamació i el conseqüent dolor dels nervis en comprimir-se. Això ajuda a reduir la inflamació, l'enrogiment i el dolor associats als grans de més grandària. Es tornen menys visibles i molestos per a qui els pateix. Les propietats antibacterianes del gingebre destrueixen els bacteris atrapats als porus per escurçar la durada de l'acne i ajuden el sistema immunitari a combatre-les. Quan es recepten antibiòtics, el gingebre pot complementar-los per proporcionar un poder addicional de lluita contra els bacteris. També afavoreix un sistema digestiu sa, cosa que és especialment important durant un tractament amb antibiòtics, ja que aquests destrueixen els bacteris bons de l'intestí. El sistema digestiu ha de funcionar correctament per absorbir tots els nutrients necessaris per gaudir d'una pell radiant. El gingebre estimula la circulació i afavoreix la transpiració. Tot això afavoreix el transport de les toxines lluny de les zones d'acne i la seva eliminació a través de la suor. Finalment, el gingebre té potents compostos antidepressius que ajuden a millorar l'estat d'ànim[119] si l'acne està causant sentiments de depressió.

83. BLANQUEJADOR DE PELL

Fa no tant de temps estava de moda estirar-se a l'aire lliure durant hores sota el sol de l'estiu. Hi havia qui arribava fins i tot a untar-se el cos amb oli i posar un temporitzador per saber quan s'havia de girar i així aconseguir un bronzejat uniforme. Avui, però, sabem més coses sobre els efectes nocius dels raigs UV del sol i com contribueixen a l'envelliment de la pell i a desenvolupar certes malalties. De vegades, però, ens n'oblidem. El resultat pot ser un bronzejat parcial a les cames, els braços i la cara, amb marques clares on la pell estava coberta per la roba. La imatge no sol ser agradable a la vista. Per aquest motiu, la persona pot optar per eliminar el bronzejat. En algunes parts del món, el bronzejat no està ben vist i es prefereix la pell clara. El bronzejat indesitjat és una molèstia i moltes persones busquen formes d'aclarir la pell.

En la següent recepta exfoliant, el gingebre estimula el flux de la sang i els nutrients a la pell per crear noves cèl·lules cutànies que substitueixin les bronzejades, que es desprenen per la suau dilució del sucre i l'alt contingut en àcid cítric de la llimona. La vitamina E del gingebre i l'oli d'oliva s'utilitzen per regenerar la pell i retenir la humitat, la qual cosa la manté sana i hidratada. El gingebre, l'oli d'oliva i la llimona contenen antioxidants que protegeixen la pell dels raigs destructius del sol i mantenen sanes les cèl·lules cutànies. Aplica suaument a la pell aquest exfoliant i la notaràs més clara, lluminosa i suau.

EXFOLIANT DE GINGEBRE PER ACLARIR LA PELL
- 2 cullerades de gingebre
- 2 cullerades de suc de llimona acabada d'esprémer
- ½ got d'oli d'oliva
- ½ got de sucre

1. Barreja el gingebre i el suc de llimona. Afegeix-hi l'oli d'oliva i el sucre: tindràs un exfoliant per eliminar el bronzejat de manera segura i eficaç amb només unes poques aplicacions.

84. BOSSES SOTA ELS ULLS

A mesura que envellim, el teixit que envolta els ulls co-
mença a perdre elasticitat i a debilitar-se. El greix que
abans era a la parpella superior pot començar a despla-
çar-se a l'inferior. Això dona un aspecte inflamat. L'efec-
te s'agreuja si també s'hi acumula líquid. Amb el temps,
la pell de sota els ulls pot semblar flàccida i caiguda, i
començar a enfosquir-se i inflamar-se. Aquest aspecte no
molesta algunes persones, però d'altres volen reduir la in-
flamació per millorar la seva imatge. Dormir prou, fer-ho
amb el cap elevat o utilitzar compreses fredes sota els ulls
són recomanacions habituals.

Una altra manera de reduir la inflamació és mitjançant
el gingebre, que pot afegir-se a la dieta o aplicar-se amb
bossetes de te de gingebre, un cop fredes, sota els ulls.
Aquesta mesura augmenta la circulació de la sang i apor-
ta nutrients als teixits sota els ulls, donant-los un millor
aspecte i mantenint-los sans. La sang elimina les toxines
i altres impureses que augmenten la inflamació. Com que
la pell que envolta els ulls és més fina que la de la resta
del cos, els canvis pel que fa a la inflamació són més per-
ceptibles. El gingebre disminueix la inflamació reduint els
nivells de prostaglandines i leucotriens —que intervenen
en la resposta inflamatòria— en els teixits. Això reduirà el
teixit de les ulleres per aconseguir un aspecte més natural.
Per donar suport a la integritat estructural del teixit ocular,
el gingebre estimula la producció de col·lagen, de manera
que el teixit gras d'altres zones no acabi tan fàcilment sota
els ulls.

85. CEL·LULITIS

—

El greix que hi ha sota la pell pot fer pressió sobre el teixit conjuntiu i fer que la pell que es troba en aquest indret deixi de ser llisa. Això dona lloc a un aspecte de clotets a la pell que molts consideren antiestètic. És molt freqüent en les dones i es produeix sobretot a la zona dels malucs, les cuixes, les natges i el ventre. No és exclusiu de les persones amb sobrepès, ja que les persones primes també poden patir-la. Té un fort component genètic, per la qual cosa, si una generació la desenvolupa, és probable que la següent també ho faci. Per reduir l'aparició de cel·lulitis, cal mantenir-se hidratat, perdre pes en cas necessari i fer exercici per tonificar els músculs i estimular la circulació a les zones afectades.

Un teixit conjuntiu fort i abundant evitarà que les cèl·lules grasses aflorin a la superfície. El gingebre ajuda a mantenir el teixit conjuntiu estimulant la circulació, cosa que aporta més nutrients a les cèl·lules perquè estigui sa. També conté vitamina C, que intervé en la formació i el manteniment del col·lagen, una proteïna que forma el teixit conjuntiu.

PASTA DE GINGEBRE CASOLANA
- 1 part de gingebre fresc ratllat
- 2 parts d'oli d'oliva

1. Barreja el gingebre i l'oli d'oliva fins a formar una pasta.
2. Aplica la barreja sobre la pell per estimular el flux sanguini a la zona i augmentar la disponibilitat de nutrients perquè creixi teixit conjuntiu nou i sa.
3. Després, assegura't d'esbandir bé l'àrea. Tant a la platja com al gimnàs, el gingebre farà que la pell llueixi el seu millor aspecte.

86. CICATRIUS HIPOPIGMENTADES
—

Una cicatriu és pell engrossida de manera permanent que es forma sobre una ferida per talls, rascades, llagues o cremades. Si aquesta part és més blanca que el to normal de la pell, es coneix com a cicatriu hipopigmentada. Aquestes cèl·lules cutànies han perdut la capacitat de produir melanina, que proporciona pigmentació i, per tant, color a la pell. Les cicatrius s'atenuen amb el temps, però rara vegada desapareixen per complet. Algunes són petites i no causen cap molèstia. D'altres són més grans o són en llocs visibles, com la cara. Aquestes poden fer que la persona se senti cohibida o cregui que perjudiquen al seu atractiu físic. Hi ha diverses maneres de dissimular les cicatrius, com ara els pílings químics, la dermoabrasió o la teràpia làser. Aquests procediments requereixen visites al metge i poden ser cars. També comporten el risc d'efectes secundaris, com infecció, enrogiment, dolor i hematomes.

El gingebre aplicat sobre la pell desencadena que les cèl·lules del teixit cicatricial blanc que són incapaces de produir melanina imitin les cèl·lules pigmentades sanes veïnes. Comencen a produir melanina i el teixit cicatricial blanc comença a ser substituït pel color natural de la pell. Talla rodanxes de gingebre fresc i frega-les directament sobre la cicatriu perquè els sucs naturals surtin i humitegin el teixit cicatricial. La pell els absorbirà. Fes això diverses vegades al dia durant un període d'entre sis i dotze setmanes. Les millores haurien de començar a ser visibles al cap de poques setmanes, tot i que la desaparició completa de la cicatriu blanca necessitarà més temps.

87. CREMADES

Una cremada produeix danys a la pell i de vegades també en els teixits subjacents, ja sigui a causa de la llum solar, la calor, els productes químics, l'electricitat o la radiació. Hi ha tres tipus de cremades. Les de primer grau afecten la capa externa de la pell i causen inflamació, enrogiment i dolor lleus. Les de segon grau malmeten la capa externa de la pell i la capa subjacent. Es caracteritzen per ampolles, enrogiment i dolor. Les cremades de tercer grau són les més greus i malmeten la capa més profunda del teixit cutani. Tenen un aspecte blanc i estireganyós. El tractament de les primeres consisteix a netejar la ferida, aplicar crema antibiòtica i analgèsics. En canvi, les més greus han de ser tractades per un professional mèdic.

El gingebre es pot utilitzar per substituir tant la crema antibiòtica com els analgèsics en el tractament de les cremades lleus. Es tracta d'un remei que es té a mà, és econòmic i es pot preparar a casa. El gingebre redueix els nivells de prostaglandines i leucotriens que causen inflamació i el conseqüent dolor. Això ajuda a reduir la inflamació del teixit cremat i disminueix l'enrogiment i el dolor. També és un agent antibacterià contra qualsevol bacteri que trobi el seu camí a través de la pell malmesa. Això redueix les possibilitats d'infecció i ajuda el sistema immunitari a curar la cremada. Aquest fet es va demostrar en un estudi amb rates sense pèl que es van sotmetre a un pretractament amb una aplicació tòpica d'un 3% d'extracte de gingebre durant vint-i-un dies. Les ferides per abrasió superficial es van curar més ràpidament i van mostrar més producció de col·lagen que les rates que no havien rebut la dosi de gingebre.[120] L'estructura de suport de la pell cremada es veu reforçada per la vitamina C del gingebre, que afavoreix la formació de collagen i la reconstrucció del teixit cremat. Els nutrients arriben més ràpidament al teixit malmès amb l'ajuda del gingebre, que afavoreix la circulació i el flux sanguini perquè les cèllules de la pell disposin dels compostos que necessiten per generar teixit cutani.

Durant el procés de cicatrització, es forma millor el teixit cicatricial. El gingebre aplicat sobre la pell provoca que les cèl·lules blanques del teixit cicatricial, incapaces de produir melanina, imitin les cèl·lules pigmentades sanes veïnes. Després de l'aplicació de gingebre, les cèl·lules comencen a produir melanina i el color blanc del teixit cicatricial comença a veure's substituït pel color natural de la pell. El gingebre ajuda que creixi nou teixit cutani al lloc de la cremada, prevé contra les infeccions, redueix el dolor i la inflamació i retorna al teixit cicatricial blanc el seu color normal.

88. ENVELLIMENT

El procés d'envellir implica molts canvis en l'organisme. Les artèries s'endureixen, els ossos perden densitat, la memòria disminueix, la pell perd vigor i apareixen les arrugues. El ritme al qual es produeix aquest procés varia d'una persona a una altra. La genètica i les malalties exerceixen un paper essencial en quan i com envellim, però la dieta i l'estil de vida també hi influeixen significativament. Hi ha moltes teories sobre l'envelliment, però la dels radicals lliures és una de les més acceptades. Es creu que els radicals lliures són els responsables dels danys relacionats amb l'edat en les cèl·lules i teixits. Els radicals lliures són molècules inestables que busquen activament un electró. Ataquen la molècula estable més propera i s'apropien d'un dels seus electrons, convertint també aquesta molècula en un radical lliure. Això inicia una reacció en cadena de creació de radicals lliures que, en última instància, poden acabar destruint la cèl·lula.

La clau per aturar aquest deteriorament rau en els antioxidants. El gingebre conté uns quaranta compostos antioxidants, els quals donen als radicals lliures un electró; quan ho fan es paralitza el procés degeneratiu amb les molècules veïnes. Les cèl·lules i els teixits continuen vius i l'envelliment s'alenteix. Això passa a tot el cos, des del fetge fins a la pell. I, com ja hem comentat, el gingebre estimula la circulació i afavoreix la transpiració. Aquestes accions poden afavorir el transport de les toxines per la sang perquè s'excretin a través de la suor. Les toxines són substàncies verinoses que afavoreixen les infeccions i les malalties i acceleren l'envelliment. La seva eliminació manté els teixits sans i en bon funcionament.

El gingebre també afavoreix la producció de col·lagen, el qual dona suport i estructura a l'organisme. És un dels principals components de la pell, els cabells i les ungles, i a mesura que es perd apareixen els signes de l'envelliment. La vitamina C del gingebre intervé en la formació de col·lagen. Consumir gingebre per via oral o aplicar-lo tòpicament amb cremes i locions retardarà l'envelliment i ens donarà un aspecte més sa i juvenil.

89. EXFOLIACIÓ

Exfoliar-se amb regularitat manté la pell radiant i fresca, i és un hàbit saludable. El procés elimina les cèl·lules mortes de la capa més externa per deixar al descobert la pell nova i radiant que hi ha a sota. Aquesta pell, llisa i suau, es rejoveneix immediatament. L'exfoliació sol fer-se per mitjans mecànics, amb una esponja vegetal, pedra tosca, un raspall o guants exfoliants, o bé per mitjans químics, sigui en un spa o la consulta d'un metge. La majoria dels tractaments se centren en la cara, però fer-ho per tot el cos fa que tota la pell es rejoveneixi i tingui un aspecte radiant. A més, aquest procés permet que la crema hidratant penetri més profundament en la pell i la hidrati millor. Per tant, part del procés d'exfoliació consisteix a utilitzar un exfoliant facial o corporal.

Hi ha molts tractaments disponibles a les botigues, però una manera econòmica i molt eficaç d'eliminar la pell morta i començar el procés de rejoveniment cutani és fer un exfoliant a casa amb gingebre. El gingebre que contingui estimularà la circulació sanguínia i aportarà nutrients a la pell, els quals són necessaris per a la creació de cèl·lules noves i sanes i per eliminar les toxines que poden fer que la pell tingui un aspecte citrí i envellit. El gingebre té propietats antibacterianes, per la qual cosa qualsevol afecció cutània, com l'acne, es beneficiarà de la destrucció dels bacteris i permetrà que la pell es curi. És important protegir les cèl·lules noves que el procés d'exfoliació fa aflorar. El gingebre s'encarrega precisament d'això. Conté més de quaranta antioxidants i protegeix la pell dels danys solars causats pels radicals lliures.

EXFOLIANT CASOLÀ DE GINGEBRE

- 1 cullerada de gingebre fresc ratllat
- 1 cullerada de suc de llima acabada d'esprémer
- ¼ de got de sal marina

1. Barreja tots els ingredients.
2. Aplica la pasta sobre la pell i frega-l'hi suaument. Esbandeix amb aigua tèbia.

90. FRAGÀNCIA

Algunes persones tenen més afinitat per les olors dolces, d'altres s'inclinen per les florals, mentre que d'altres prefereixen les aromes almescades o afustades. Afortunadament, no falten fragàncies per a tots els gustos i estats d'ànim. S'afegeixen a una gran varietat de productes, des de cosmètics i productes de neteja fins a bosses d'escombraries i mocadors de paper. Quan s'esmenta *fragància* o *perfum* com a ingredient d'un producte, la majoria de les vegades es tracta d'una combinació de substàncies químiques aromàtiques. Hi ha més de cinc mil substàncies químiques aromàtiques diferents que s'utilitzen per aportar olor. No obstant això, algunes d'aquestes, si són sintètiques, poden causar dermatitis, alterar les hormones o fins i tot resultar tòxiques per al cervell. Assegura't de llegir els ingredients i tracta d'evitar les fragàncies sintètiques. Els productes que utilitzen oli essencial de gingebre com a aroma et proporcionaran els beneficis d'un producte aromàtic sense els efectes secundaris nocius de les fragàncies sintètiques. La majoria dels que utilitzen l'olor de gingebre per les seves notes fresques i de llimona n'empren l'oli essencial del rizoma.

Compra oli essencial de gingebre i combina'l amb altres olis essencials per crear un perfum únic i personal. Barreja deu gotes d'oli essencial de gingebre amb espígol i gessamí en una cullerada d'oli de jojoba. Guarda'l en un recipient que no deixi passar la llum i que sigui hermètic. Es tracta d'un oli bastant concentrat, per la qual cosa es recomana utilitzar-lo amb moderació, aplicant-ne una gota als canells. Altres olors que combinen bé amb el gingebre són la taronja, la llimona, la llima, el pi, la nou moscada, el clau i la canyella.

91. PERFILADOR DE LLAVIS

Tenir uns llavis prominents i carnosos està de moda avui dia. Les dones (majoritàriament) acudeixen a experts en cirurgia estètica per augmentar la forma natural dels seus llavis. El col·lagen, les injeccions de greix i els implants van ser populars durant un temps, però ara es prefereix l'àcid hialurònic. Aquest farcit dèrmic s'injecta als llavis i al voltant de la boca per augmentar-ne el volum. És una substància natural de l'organisme i té menys efectes secundaris que els mètodes antics. No obstant això, pot produir inflamació, hematomes, dolor en el lloc de la injecció, al·lèrgies, irregularitats en la forma del llavi i infeccions.

Per aconseguir temporalment aquest aspecte sense els efectes secundaris ni la fredor del que pot arribar a costar, prova de preparar a casa un ungüent amb gingebre i altres ingredients en un oli portador. Les línies d'expressió s'atenuaran i et donaran un aspecte més juvenil. El gingebre de la recepta estimula la circulació i porta més sang a la zona, obrint els vasos sanguinis i creant uns llavis més carnosos i rosats. La canyella té un efecte similar sobre la pell i provoca una lleugera inflamació i coloració, mentre que la menta refresca i calma la pell. L'oli de coco actua com a portador dels ingredients, però també és un hidratant fantàstic.

AUGMENTADOR DE LLAVIS DE GINGEBRE
- ¼ de culleradeta de gingebre molt
- ¼ de culleradeta de canyella molta
- 3 cullerades d'oli de coco fos
- 2 gotes d'oli essencial de menta piperita

1. Barreja el gingebre i la canyella molta en l'oli de coco fos. Afegeix-hi l'oli essencial de menta.

2. Barreja-ho bé i aplica-ho als llavis durant uns minuts. S'ha de notar una lleugera sensació d'escalfor i formigueig.

3. Esbandeix la zona. Notaràs els llavis més suaus i carnosos i tindran un aspecte rosat. Guarda el producte restant en un recipient hermètic, en un lloc fresc i fosc.

92. REJOVENIMENT

L'envelliment canvia l'aparença de la pell. La textura suau i tonificada de la joventut es perd i la pell se sent més seca, més fina i més fràgil. Apareixen subtils línies al front i al voltant de la boca que acaben formant arrugues. L'exposició al sol durant tota la vida contribueix en gran manera a accelerar-ne l'envelliment. Els raigs UV trenquen les fibres de la pell i fan que perdi elasticitat, per la qual cosa s'estira i acaba penjant. Hi ha molts tractaments cars, com el làser i els pílings químics, que eliminen la capa superficial de cèl·lules cutànies per millorar la textura de la pell, allisar-ne les arrugues i reduir-ne les taques i cicatrius. Un tractament tòpic amb una mascareta de gingebre pot tenir efectes similars i es pot fer a casa.

El gingebre té propietats antienvelliment que contribueixen a mantenir una pell radiant. Augmenta la circulació perquè més cèl·lules sanguínies es desplacin a la superfície de la pell, aportant oxigen i nutrients, els quals estimulen la producció de cèl·lules cutànies noves i sanes que substitueixen les mortes i donen un millor aspecte. El gingebre té un efecte reomplidor a la pell, que es nota a la pell envellida que ha perdut gran part dels dipòsits de greix. Les arrugues s'allisen per l'efecte del farcit, però també perquè el gingebre conté vitamina C, que afavoreix la formació de col·lagen i reafirma la pell.

L'acne en adults no és infreqüent i aquesta mascareta de gingebre ajuda a combatre'l gràcies a les seves propietats antibacterianes i antiinflamatòries, cosa que es traduirà en un cutis més uniforme i de millor aparença. En un estudi recent es va provar una crema corporal que contenia olis essencials, inclòs el gingebre, en vint-i-nou voluntaris sans. La pell es va veure significativament més fina. Se suggereix el seu ús en productes de spa i cosmètics per rejovenir la pell.[121]

MASCARETA DE GINGEBRE
- 1 part de gingebre en pols
- 1 part de mel
- 1 part de suc de llimona acabada d'esprémer

1. Barreja el gingebre, la mel i el suc de llimona a parts iguals. Refrigera la pasta perquè s'espesseixi.
2. Estén la mascareta sobre el rostre, excepte als ulls. Relaxa't durant vint minuts i, a continuació, esbandeix la mascareta amb aigua tèbia. La pell s'ha de sentir hidratada, estimulada i suau al tacte.

93. TALLS I RASCADES

Les ferides a la pell són molt freqüents i les pateix tothom. Sigui tallant pastanagues o relliscant amb la grava i pelant-se un genoll, els talls i rascades esquincen el teixit cutani i solen provocar hemorràgies. Si la ferida és profunda, sagna molt o té algun objecte incrustat, ves al metge. No obstant això, si és lleu, es pot tractar a casa. Renta't les mans amb aigua i sabó. Neteja el tall o rascades amb aigua freda i neta per eliminar la brutícia i les possibles restes. A continuació, renta-la amb aigua i sabó. Un cop netejada la zona, s'hi pot aplicar una pomada antibiòtica. Aquí és on entra en joc el gingebre. És un agent antibacterià i pot atacar i matar qualsevol bacteri que s'introdueixi en una ferida oberta. Això redueix les possibilitats d'infecció i ajuda el sistema immunitari a curar la pell. El gingebre conté vitamina C, que afavoreix la formació de col·lagen per millorar l'estructura de suport de la pell i reconstruir el teixit en el lloc de la lesió. Això es va demostrar en un estudi amb rates sense pèl que van rebre una aplicació tòpica amb un 3% d'extracte de gingebre durant vint-i-un dies. Les ferides superficials per abrasió van cicatritzar més ràpidament i van mostrar una producció de col·lagen més alta que les rates que no van rebre el tractament de gingebre.[122]

De vegades, es presenta dolor i inflamació al tall i al seu voltant. El gingebre redueix aquests símptomes disminuint els nivells de prostaglandines i leucotriens. El resultat és similar a prendre ibuprofèn.[123] Alguns talls i rascades cicatritzen bé; en alguns casos és possible que no s'arribi a poder veure on te'ls has fet. D'altres deixen cicatrius que recorden per sempre l'incident. Les cicatrius s'esvaeixen amb el temps, però rara vegada desapareixen del tot. El gingebre aplicat sobre la pell provoca que les cèl·lules blanques del teixit cicatricial produeixin melanina. El color blanc del teixit cicatricial comença a ser substituït pel color natural de la pell. El gingebre pot aplicar-se directament sobre la pell (no l'oli essencial de gingebre), consumir-se cada dia amb altres aliments o com a suplement per donar suport a l'organisme durant el procés de cicatrització de les ferides. (Vegeu la recepta de pasta de gingebre casolana a la pàgina 115.)

94. TONIFICAR I HIDRATAR

Una pell tonificada i hidratada dona aspecte de joventut. Una textura llisa i uniforme, sense imperfeccions, taques fosques, cicatrius d'acne ni taques, és el segell distintiu de la bellesa, el que tothom desitja. Portar un estil de vida sa, menjar correctament, fer exercici i dormir prou ajuda a aconseguir-ho. Tanmateix, l'envelliment fa que la pell comenci a penjar i s'hi formin arrugues. La pell perd llustre i vigor. Sovint cal fer-hi alguna cosa.

El gingebre estimula la producció de col·lagen per millorar la fermesa i elasticitat de la pell. Això redueix la flaccidesa, les primeres línies i posteriors arrugues. El resultat és una pell més llisa i jove. Els seus nombrosos antioxidants impedeixen que els radicals lliures dels raigs UV i les toxines danyin les cèl·lules cutànies. Les cèl·lules noves i sanes de la superfície de la pell donen un aspecte més lluminós i radiant. Qualsevol toxina present en aquest tipus de cèl·lules desapareixerà més ràpidament per l'augment del flux sanguini a través del teixit cutani que ajuda a generar el gingebre. Més sang implica més nutrients a les cèl·lules perquè puguin regenerar-se i funcionar de manera òptima. Beure gingebre en infusió ajudarà a hidratar la pell. A més, l'oli essencial de gingebre pot afegir-se a l'oli de jojoba i aplicar-se al rostre com a hidratant de penetració profunda sense obstruir els porus.

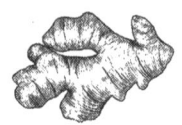

UNS CABELLS PRECIOSOS

95. CAIGUDA DELS CABELLS
—

El pèl pot créixer a tot el cos, excepte als palmells de les mans i les plantes dels peus. S'inverteixen incomptables hores i diners intentant eliminar el pèl del cos, tret del del cap, que tanta gent tracta de mantenir. Uns cabells sans, brillants i llustrosos són un signe de bellesa i una forma d'expressió personal i de moda. La caiguda dels cabells és freqüent en els homes, tot i que també es pot donar en dones i nens. A mesura que cau el pèl i apareixen calbes, la persona pot patir una ansietat important i sentir-se vulnerable o poc atractiva. Es produeix quan els fol·licles pilosos del cap deixen de produir noves cèl·lules capil·lars. L'herència exerceix un paper important en la caiguda dels cabells i afecta l'edat a la qual comença, el ritme a què es produeix i el patró que adopta. Els medicaments, les malalties i els canvis hormonals també poden provocar una caiguda indesitjada dels cabells. Per contrarestar-la, moltes persones utilitzen medicaments per mirar d'estimular-ne el creixement o frenar-ne la pèrdua. D'altres se sotmeten a cirurgia i es trasplanten al cuir cabellut petites porcions de pell que contenen el fol·licle pilós. Això pot comportar efectes secundaris, com taquicàrdia, disfunció sexual, dolor, infecció i cicatrius.

El gingebre és un tractament alternatiu que pot estimular el creixement dels cabells. Augmenta la circulació sanguínia al cuir cabellut, aportant nutrients a les cèl·lules de la pell perquè continuïn funcionant, dividint-se i creixent. Les zones del cuir cabellut que pateixen la caiguda poden començar a generar pèl. I tot això sense efectes secundaris nocius.

OLI CAPIL·LAR DE GINGEBRE
- 1 part de gingebre fresc ratllat
- 1 part d'oli de jojoba

1. Barreja el gingebre amb l'oli de jojoba. Aplica-ho sobre el cuir cabellut i deixa-ho actuar uns 30 minuts.
2. Esbandeix i renta't amb xampú. Fes-ho diverses vegades a la setmana i començaràs a veure resultats al cap d'un mes.

96. CASPA

La caspa és una malaltia crònica caracteritzada per la descamació de les cèl·lules de la pell del cuir cabellut. Es manifesta en forma d'escames blanques i d'aspecte oliós en els cabells i les espatlles. No és una malaltia perillosa, però pot resultar incòmoda per a algunes persones. La caspa sol empitjorar a la tardor i hivern, quan el cuir cabellut està exposat a un aire exterior més sec i fred i a un aire interior més càlid, cosa que redueix la humitat de la pell. Es pot deure a no rentar-se els cabells amb prou xampú, de manera que les cèl·lules mortes de la pell es barregen amb els olis. Això provoca una acumulació i posterior despreniment d'aquestes cèl·lules en forma de caspa.

Els fongs al cuir cabellut poden irritar la pell d'algunes persones i provocar una sobreproducció de cèl·lules cutànies, que es desprenen en forma de caspa. La pell seca pot provocar l'aparició d'escames més petites i seques. Una de les causes més comunes de la caspa és la dermatitis seborreica. Es tracta d'una afecció segons la qual la pell grassa es cobreix d'escames blanques o grogues. Els casos lleus són fàcils de tractar amb una neteja diària per reduir el greix i l'acumulació de cèl·lules cutànies. Altres casos, en canvi, són més difícils i poden necessitar xampús medicinals. Alguns xampús contenen agents antifúngics i antibacterians per eliminar els microbis. Altres alenteixen la taxa de mortalitat de les cèl·lules cutànies per reduir-ne l'acumulació i la descamació.

El gingebre té compostos que destrueixen els fongs i les cèl·lules fúngiques. La picor i la caspa que es puguin patir es reduiran considerablement o fins i tot desapareixeran per complet. Els seus compostos antiinflamatoris redueixen la irritació del cuir cabellut que causa la pell vermella i sensible, altres símptomes associats a aquest tipus d'afeccions.

Si la pell seca n'és la causant, el gingebre també pot ajudar-hi, ja que augmenta la circulació sanguínia al cuir cabellut, nodrint i hidratant les cèl·lules i eliminant toxines. El gingebre afavoreix un ritme saludable de renovació cel·lular, de manera que les cèl·lules mortes de la pell es desprenen a una velocitat normal.

La medicina aiurvèdica utilitza des de fa molt de temps el gingebre per tractar la caspa. Si l'origen d'aquesta afecció és el fong causant de la dermatitis seborreica, adopta el següent tractament per alleujar-la.

TRACTAMENT DE LA CASPA AMB GINGEBRE
- 3 gotes d'oli essencial de gingebre
- 2 cullerades d'oli de sèsam

1. Barreja l'oli essencial de gingebre i l'oli de sèsam. Feste un massatge al cuir cabellut durant 10 minuts.
2. Després, esbandeix el cuir cabellut i renta'l fent-hi un massatge suaument amb xampú. Repeteix aquest procés almenys tres vegades per setmana per aconseguir uns bons resultats.

97. CONDICIONAR I PROTEGIR ELS CABELLS

—

El cap humà té entre 100.000 i 150.000 cabells. Són molts cabells per cuidar. Cada un consta de tres capes; la capa exterior, o cutícula, protegeix les dues capes interiors. Quan el pèl està sa, les escames de la cutícula se superposen fermament i protegeixen les capes internes. Tanmateix, quan es danya, les escames de la cutícula es desprenen i deixen al descobert les capes inferiors. Els cabells semblen secs i sense brillantor i es poden trencar amb facilitat. Ara bé, les capes internes poden danyar-se per l'exposició als raigs UV del sol, la calor, la contaminació, el clor o qualsevol de les diverses substàncies químiques que es troben en els productes i tractaments capil·lars.

Per augmentar i retenir la humitat dels cabells, podem aplicar-hi directament a sobre oli essencial de gingebre barrejat amb oli de jojoba. El gingebre aporta zinc i ferro, ambdós necessaris per crear una estructura capil·lar sana. L'oli de gingebre, amb una gran capacitat hidratant, combinat amb l'oli de jojoba penetra profundament a la tija capil·lar per proporcionar hidratació en el seu nucli i una barrera protectora en la cutícula externa per retenir-ne la humitat.

98. PUNTES OBERTES

—

La capa externa de la tija del pèl s'anomena cutícula. És molt resistent i està formada per capes superposades d'una proteïna coneguda com a queratina, la qual protegeix les capes internes i dona flexibilitat i volum als cabells. La cutícula es pot danyar a causa dels productes químics, els raigs UV, el clor, la calor o l'estrès físic, com el raspallat freqüent i enèrgic o l'ús d'extensions. Quan la cutícula es danya, ja no pot mantenir unida la tija dels cabells i es divideix. Les puntes obertes donen l'aspecte d'uns cabells secs, trencadissos, encrespats o rebels.

Es pot aplicar una solució feta amb gingebre fresc picat i oli d'alvocat a l'extrem dels cabells per prevenir les puntes obertes. Aquesta solució aporta humitat gràcies a la combinació d'ambdós olis i crea una barrera protectora per mantenir la hidratació.

MASCARETA CAPIL·LAR DE GINGEBRE

- 5 cm d'arrel de gingebre fresc
- ¼ de got d'oli d'alvocat

1. Pica el gingebre i posa'l al bany maria juntament amb l'oli d'alvocat.
2. Escalfa-ho a foc mitjà-baix durant 20 minuts perquè els extractes del gingebre passin a l'oli d'alvocat, que és molt estable a la calor, per la qual cosa aquest mètode no alterarà cap de les propietats de l'oli.
3. Refreda la barreja a temperatura ambient i aplica-la directament a les puntes dels cabells. Deixa actuar durant 15 minuts i esbandeix. Aquest tònic proporciona uns cabells suaus i hidratats amb el benefici afegit d'una brillantor increïble.

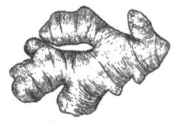

UNGLES IMPRESSIONANTS

99. ENFORTIR LES UNGLES
—

Les ungles estan formades per cèl·lules mortes de la pell i s'assemblen als cabells en el fet que es componen principalment de la proteïna queratina. Tenir unes ungles fortes i brillants és signe de salut i vitalitat. Les ungles artificials i els esmalts oculten les ungles naturals, que es poden veure afectades per aquests productes. Hi poden aparèixer taques, estries, línies o solcs, o ser pàl·lides, grogues o vermelles en lloc de tenir el to rosat esperat. Les ungles febles poden ser un indicador de la salut general d'una persona i molts dels problemes es deriven d'un mal funcionament de l'aparell digestiu.

El gingebre ajuda el sistema digestiu a absorbir els nutrients adequats dels aliments i a eliminar les toxines. El 70% del sistema immunitari es troba a l'intestí. Un intestí saludable és reflex d'un sistema immunitari sa i un organisme sa produeix ungles boniques. La nutrició és molt important per al desenvolupament d'unes ungles fortes i el gingebre pot aportar molts dels nutrients essencials necessaris. Si les ungles tenen estries, és símptoma que es necessita més magnesi. Si hi ha taques blanques, cal consumir més zinc. Les ungles que es trenquen fàcilment requereixen més calci i les que tenen forma de cullera poden millorar amb ferro. Consumir gingebre en la dieta també augmentarà el subministrament d'antioxidants llestos per protegir l'organisme de l'estrès oxidatiu, que es deixa sentir en totes les cèl·lules del cos, incloses les cèl·lules que regeneren les ungles. Una cura preventiva garantirà que les teves ungles creixin boniques i siguin menys propenses a patir problemes.

100. FONGS A LES UNGLES

Les infeccions per fongs són molt freqüents i poden infectar qualsevol part del cos. Quan els fongs ataquen les ungles de les mans o els peus, hi poden començar a aparèixer taques blanques o grogues. A continuació, aquestes taques es fusionen per formar clapes i s'estenen. Les ungles es tornen més gruixudes, trencadisses o perden color, i les vores comencen a esquerdar-se. Els símptomes es manifesten lentament i poden acabar provocant que l'ungla es desprengui de la pell i caigui.

En realitat, les infeccions fúngiques poden ser un signe de creixement excessiu de *Candida* en l'organisme. La *Candida albicans* és un fong molt comú en els éssers humans i pot créixer sense control en persones amb sistemes immunitaris debilitats. Els bacteris bons de l'intestí no són capaços de competir amb la *Candida* i pot començar una invasió sistèmica, que, de vegades, es manifesta com una infecció fúngica de les ungles. Hi ha tractaments de venda lliure, però no sempre són eficaços i la probabilitat de reaparició és alta. De vegades s'utilitzen antifúngics orals receptats que permeten que el nou creixement de l'ungla estigui lliure de fongs. Es tracta d'un procés lent que pot comportar diversos efectes secundaris, des d'erupcions cutànies fins a malalties hepàtiques. S'utilitzen locions i cremes medicinals, però poden trigar un any a eliminar els fongs. L'ungla també es pot extirpar quirúrgicament, però el seu creixement posterior és lent.

El gingebre és un conegut agent antifúngic que s'utilitza per via tòpica o oral en el tractament de les infeccions fúngiques. Els estudis de laboratori sobre els efectes dels extractes de gingebre a la *Candida albicans* mostren que redueix significativament[124] el fong o l'elimina per complet i que disminueix la quantitat d'endotoxines que aquest produeix.[125] L'eficàcia del gingebre és doble; pot utilitzar-se directament sobre l'ungla per eliminar el fong, així com des de dins de l'organisme per ajudar a augmentar el nombre de bacteris beneficiosos a l'intestí i evitar que el fong creixi en excés i causi infecció. Els fongs de les ungles desapareixeran i és poc probable que tornin a manifestar-se. Afegeix gingebre a la teva dieta i aplica pasta de gingebre fresc a l'ungla afectada. El seu ús regular n'eliminarà la infecció.

101. TAQUES GROGUES

Les ungles grogues es poden deure a diferents motius, però la causa més comuna és la infecció per fongs. Algunes infeccions bacterianes poden esgroguir les ungles, igual que el tabac, l'ús excessiu de tints i determinades al·lèrgies o malalties, com el conegut com a síndrome de les ungles grogues. Els canvis en la higiene i en els hàbits de vida (com deixar de fumar) poden fer que creixin ungles noves sense una coloració estranya. Ara bé, si la causa és desconeguda, s'ha d'anar al metge.

Tot i que les recomanacions al·ludides ajudaran a prevenir les ungles grogues en el futur, hi ha certs tractaments per combatre-les que es poden fer amb gingebre. Si la causa és un fong, el gingebre pot eliminar-lo gràcies als seus compostos antifúngics.[126] Es pot aplicar directament sobre l'ungla en forma de pasta o ingerir-se perquè actuï des de dins de l'organisme. El seu ús regular eliminarà la infecció. El gingebre ajuda a augmentar el nombre de bacteris bons a l'intestí, cosa que impedeix el creixement excessiu de fongs. Els fongs de les ungles desapareixeran i és poc probable que tornin a aparèixer, ja que s'haurà eliminat la font de la infecció. El sistema immunitari funcionarà millor per evitar el creixement excessiu de fongs en el futur. Les fonts bacterianes que provoquen les ungles grogues poden tractar-se de la mateixa manera gràcies als compostos antibacterians del gingebre. Si la causa és una altra, com pintar-se les ungles amb massa freqüència o fumar, remullar les ungles en gínger (*ginger ale*) durant deu minuts al dia durant una setmana les blanquejarà, i els donarà un aspecte brillant i net.

NOTES